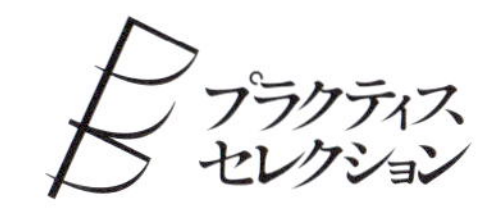

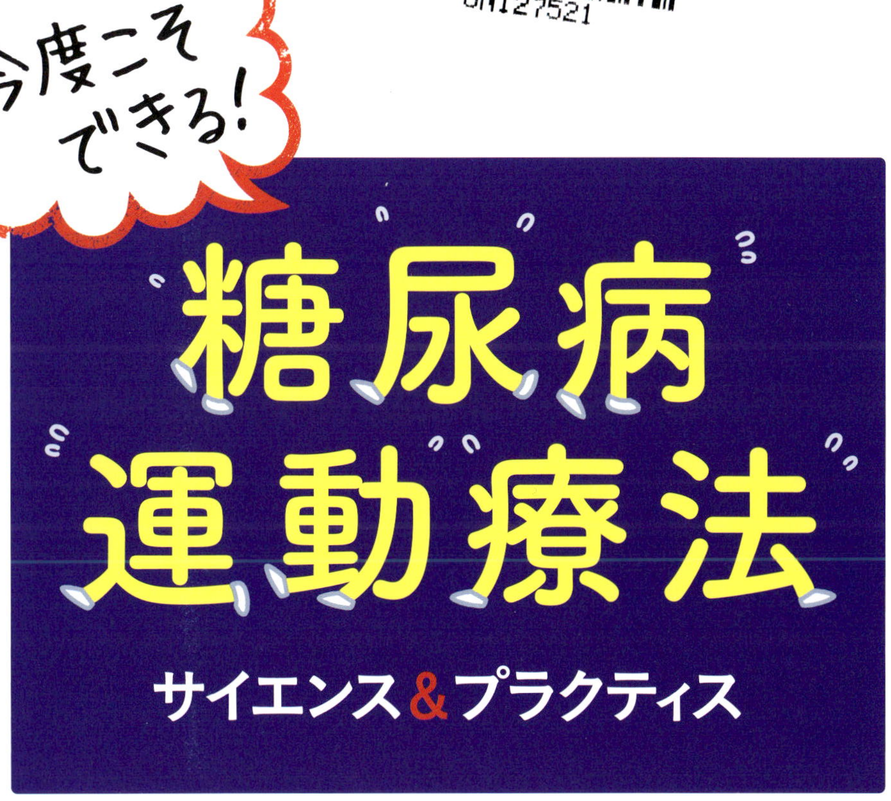

今度こそできる! 糖尿病運動療法

サイエンス&プラクティス

『プラクティス』編集委員会 企画
田村好史 編著

医歯薬出版株式会社

This book was originally published in Japanese
under the title of :

KONDO KOSO DEKIRU! TONYOBYO UNDO RYOHO: SAIENSU ANDO PRAKUTEISU

(Exercise Therapy in Diabetes: Science & Practice)

Editor :

TAMURA, Yoshifumi

Associate Professor, Sportology Center, Department of Metabolism and Endocrinology,
Juntendo University Graduate School of Medicine

Professor, Department of Global Health Service, Faculty of International Liberal Arts,
Juntendo University

ISHIYAKU PUBLISHERS, INC.

7-10, Honkomagome 1 chome, Bunkyo-ku,
Tokyo 113-8612, Japan

執筆者一覧

編 集

田村好史　順天堂大学大学院医学研究科 スポートロジーセンター・代謝内分泌内科学／順天堂大学国際教養学部 グローバルヘルスサービス領域

特別鼎談

鈴木大地　スポーツ庁
河盛隆造　順天堂大学大学院医学研究科 スポートロジーセンター
田村好史　編集に同じ

執 筆（五十音順）

東　宏一郎　慶應義塾大学医学部 スポーツ医学総合センター
安達　栄　スポーツ庁 健康スポーツ課
天川淑宏　東京医科大学八王子医療センター 糖尿病・内分泌・代謝内科
荒川聡美　健康科学大学健康科学部 理学療法学科
國井　実　セントラルスポーツ株式会社 セントラルスポーツ研究所
久野譜也　筑波大学大学院人間総合科学研究科
栗林伸一　三咲内科クリニック
齋藤　光　株式会社カーブスジャパン
佐藤祐造　愛知みずほ大学
鈴木　進　太田綜合病院附属太田西ノ内病院 糖尿病センター内科
清野弘明　せいの内科クリニック
曽根博仁　新潟大学大学院医歯学総合研究科 血液・内分泌・代謝内科
田村好史　編集に同じ
津下一代　あいち健康の森健康科学総合センター
野村恵里　あいち健康の森健康科学総合センター
野村卓生　関西福祉科学大学保健医療学部 リハビリテーション学科理学療法学専攻
原　健二　獨協医科大学埼玉医療センター 糖尿病内分泌・血液内科
藤田　聡　立命館大学スポーツ健康科学部
星野武彦　太田綜合病院附属太田西ノ内病院 運動指導科
細井雅之　大阪市立総合医療センター糖尿病内分泌センター 糖尿病内科
前田泰孝　南昌江内科クリニック 糖尿病臨床研究センター
松久宗英　徳島大学先端酵素学研究所 糖尿病臨床・研究開発センター
元山宏華　大阪市立総合医療センター糖尿病内分泌センター 糖尿病内科
薬師寺洋介　大阪市立総合医療センター糖尿病内分泌センター 糖尿病内科
山田貴穂　新潟大学大学院医歯学総合研究科 血液・内分泌・代謝内科
渡邉智之　愛知学院大学心身科学部 健康栄養学科

序

生活習慣改善に対する国を挙げての施策で，最も効果を上げたことのひとつに喫煙率の低下がある．いまとなっては驚きの数字だが，JTの調査では50年前の男性の喫煙率は80％を超えていた．新幹線や飛行機の座席でも普通にたばこが吸えた時代の数字である．しかし，2017年の調査では男性の喫煙率は28.2％まで低下した．この間に国を挙げて行った施策はなんであっただろうか？　昔は，たばこのパッケージに，「健康を害する恐れがある」などとちょっと書いてあった程度であった．しばらくして，書いてある内容が具体的になり，副流煙の被害が明確となってきて，分煙化の推進，禁煙エリアの拡大が進み，さらにたばこの値上げ，たばこ購入時の年齢確認の厳格化など，さまざまな政策が打ち出された．医療としても禁煙の推進や禁煙補助薬の処方などが進められた．このような，きわめて多方面からの取り組みがあり，その結果，大幅な喫煙率の低下に結びついたと考えられるが，これらの施策が出されたのは，「喫煙が健康を損なう・医療費増加につながる」という明確なエビデンスが積み重なってきたからである．

その一方で運動はどうであろうか？　糖尿病における運動療法は治療上重要な役割を担っていることはすでに多くのエビデンスがあるが，わが国における実施率はいまだに低く，現状では50％程度と推測されている．別の言い方をすれば「運動不足率」が50％もあるともいえる．これは，喫煙率がまだ50％もあるということと同様の感覚で危機感をもって捉える数字と思う．「喫煙」が多くのリスクをもつことと同様に，「運動不足」もさまざまな疾患のリスクを増加させるからである．実際に，わが国における運動不足による関連死は，第1位・喫煙，第2位・高血圧に続く第3位に位置している．また，4番目は高血糖とされていることもあわせて考えると，糖尿病患者における「運動不足率の低下」を推進することはきわめて重要であるといえる．

糖尿病患者の「運動不足率の低下」を推進するには，医療機関とともに，今後は医療機関以外との連携やより積極的なアプローチが必要と考える．医療機関で言えば，医療者自身が運動不足になっていないであろうか？また，対面式で介入できる糖尿病患者に対して，運動不足を改善するようなアプローチが十分になされているであろうか？というさらなる問いかけが必要であろう．また，患者が医療機関以外から影響されて運動するケースも増えているように思う．たとえば，患者が民間や自治体のスポーツクラブを利用する機会は増えてきたように見えるが，その中身を知る医療者は多くないのではないだろうか．また，2015年10月に創設されたスポーツ庁は，スポーツによる健康長寿社会の実現を目標のひとつとしており，スポーツ実施率向上に向けた取り組みを進め，患者がすでにその取り組みに影響を受け運動を始めている場合もある．さらには，患者がスマートフォンのアプリを利用して，活動量をモニターしているケースも多くなってきた．いつかは，たばこと同じように，「運動不足」に対する大きな認識の変化が生じ，「え，あなたたばこ吸うんですか？」という感覚で，「え，あなた何も運動していないの？」という雰囲気に変わるときが大きなブレークスルーとなる――と願っているが，これは着実な糖尿病診療の積み重ねを含むさまざまな社会的なアプローチの相乗効果により，はじめて成しえるものである．

このような観点で，本書ではスタンダードな糖尿病の運動療法の情報に加えて，冒頭では鈴木大地スポーツ庁長官をお招きしての鼎談，さらには国・自治体・スポーツクラブ・IoTなど今後に大きな可能性を秘めた情報を第一線の専門家にまとめていただいた．企画者として感謝申し上げるとともに，糖尿病の診療・研究にかかわる多くの方々の一助となれば幸いである．

2018年4月

順天堂大学大学院 スポートロジーセンター・代謝内分泌内科学
順天堂大学国際教養学部 グローバルヘルスサービス領域
田村好史

CONTENTS 目次

特別
鼎談

糖尿病医療とスポーツ行政の接点を探る

鈴木大地 × 河盛隆造 × 田村好史

田村●糖尿病治療における運動療法と国のスポーツ行政，一見立場や視点が異なるように見える両者ですが，実際には目指すところは同じように思います．わたし自身も 2016 年からスポーツ庁参与を併任するなかで，その目標や取り組みに関して共有すべき視点が多いことがみえてきました．

そこで本書では特別鼎談としまして，ソウル五輪 100 m 背泳金メダリストでいらっしゃり，順天堂大学教授を経て 2015 年のスポーツ庁設立時から初代長官として尽力されている鈴木大地氏と，順天堂大学名誉教授であり，日本糖尿病学会学術集会会長（2002 年）を務められるなど糖尿病医療において指導的役割を果たされ，現在も順天堂大学大学院・スポートロジーセンターのセンター長としてご活躍されている河盛隆造先生のお二方にご参画いただきました．

それぞれの立場から，スポーツ行政と糖尿病医療の現状とその目指すものを明らかにし，両者の接点などを見出していければと思います．本日はどうぞよろしくお願いいたします．

スポーツ庁の設立と「健康スポーツ」

田村●まず最初に，スポーツ庁ができて 1 年半が経ちましたが，そもそもスポーツ庁とはどのような理念で何を目指してつくられたのか，鈴木長官からお話しいただけますでしょうか．

鈴木●これまでスポーツ行政は文部科学省のなかのスポーツ・青少年局が担っていたのですが，これを母体としまして，2015 年 10 月に外局というかたちで独立してスポーツ庁が発足しました．現在，総勢 130 人ほどの体制で，文部科学省だけではなく厚生労働省，国土交通省，外務省，農林水産省，経済産業省，民間の方々と一緒にスポーツ立国の実現に向けて尽力しています．

スポーツ庁というと，一般的にはトップアスリートの競技力の向上というイメージが強いかと思います．もちろんそれもあるのですが，それだけではなく，国民の健康増進や学校体育，それから障害者スポーツを所管するようになりました．さらにスポーツビジネス，スポーツによる地域の活性化など，幅広い領域に対して，専門家の皆さんからのいろいろなご意見を取り入れながら，総合的にスポーツ行政を前に進めています．

田村●スポーツ庁は競技力だけではなく，健康増進にも貢献する，というなかで特に長官は「健康スポーツ」ということに強い思いがあると常々うかがっております．

河盛●鈴木長官は順天堂大学大学院医学研究科で数年研究をされ，医学博士を取得されるな

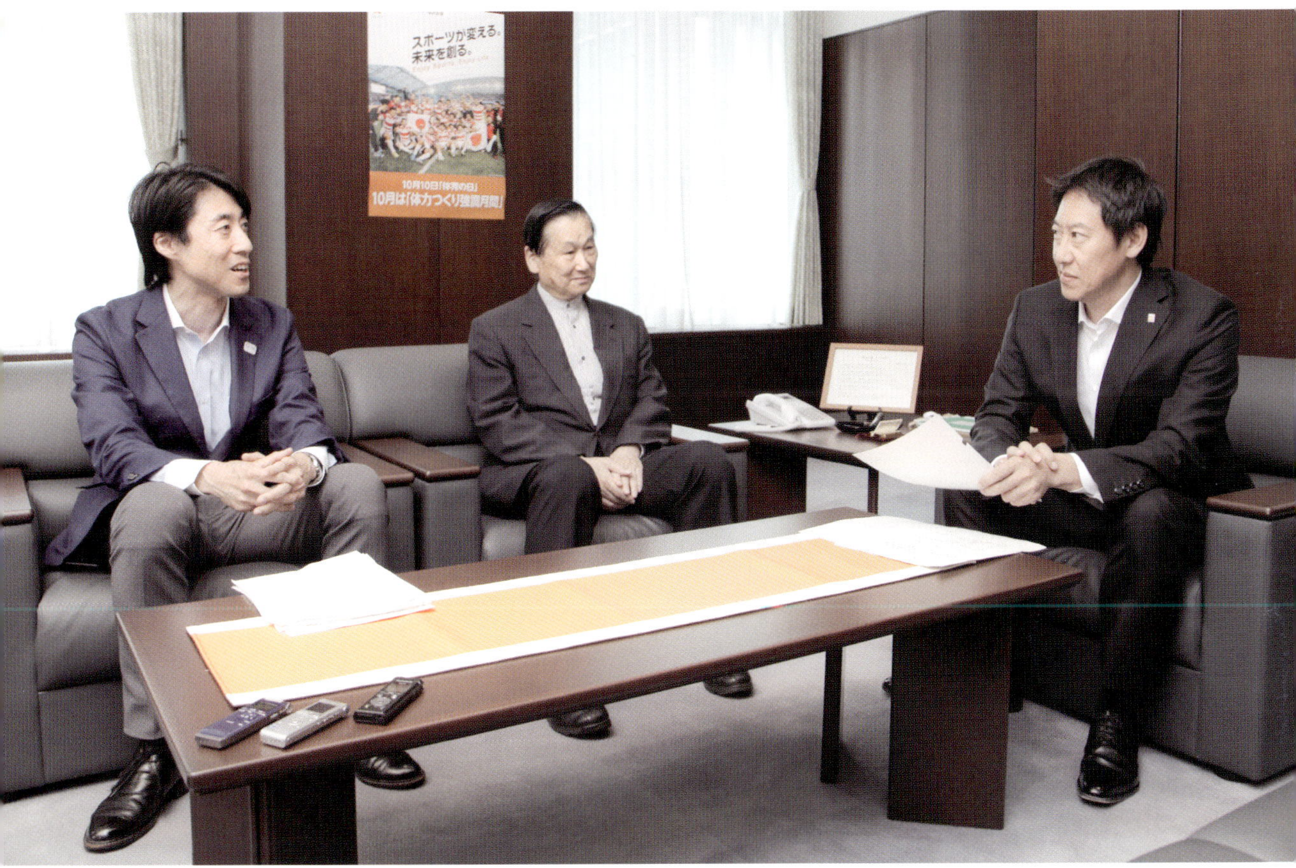

左から，田村好史先生，河盛隆造先生，鈴木大地長官．

ど，「スポーツ医学」に対する造詣が深く，多くの医療関係者が長官に期待しています．

鈴木●ありがとうございます．

わたしたちは国民のスポーツ実施率を定期的に調査していまして，いま成人が週に 1 回スポーツをする割合は，だいたい 42%[注]です．

河盛●週に 1 回という頻度でも，たった 42%[注]ですか．

鈴木●ええ．それを 2021 年までに 65%まで高めたいと思っています．

なぜこのような目標を掲げたのかといいますと，国民医療費が右肩上がりに伸びているからです．スポーツを通じて国民の健康を増進していくことによって病気を未然に防ぐことが，われわれの重要な役割のひとつだと思うのです．

実施率を年代別にみますと，特に 20〜50 歳代の女性では 3〜4 割程度と低くなっています．また，はたらく世代の男性もスポーツする時間がないという人が多いですし，あるいはスポーツへの無関心層や，「スポーツは嫌いだ」という人もいます．これらさまざまな背景をもつ人々に対して，どのようなアプローチを行い，国民的にスポーツを推進していけるのかということが，いま大きな課題として挙げられております．

「運動」「スポーツ」の捉えかたを見直す

田村●運動というのは糖尿病医療においても非常に大事な治療法のひとつで，当然，わたしたちは運動の指導をするわけですが，たとえば忙しい方は，なかなか実行できないところもあります．そのあたり，河盛先生は，どのように指導すればよいとお考えでしょうか．

河盛●今後は「運動」「スポーツ」という言葉のイメージを変えていくべきと思います．といいますのは，わたくしども医師が「糖尿病の運動療法」の指導をしますと，若い女性や会社員の男性は「時間がないから運動はできない」と言われます．しかし，実は重要なのは「身体活動量を増やすこと」が，糖尿病の発症予防や病態の改善に有効なのです．毎日，こまめにからだを動かすようにすることをお願いしています．同様に，「スポーツ」といいますと「競技スポーツ」のイメージがあり，皆さん，「ジムに通う時間などないよ」と仰るのです．

鈴木●なるほど．

河盛●ですから，「どの程度，からだを動かすことが全身細胞でのインスリンのはたらきを高めるのか」，科学的根拠をつくりあげ，発信していきたいと努力しています．診療の場では，患者さんが示唆に富む体験を教えてくれています．現役時代は忙しくて食事療法・運動療法を守れなかった方が，故郷に戻り畑仕事を始めると，みるみる体重や血糖コントロールがよくなった，などのたぐいです．

鈴木●いまの河盛先生のご指摘はもっともだと思います．「スポーツ」というと「心拍数を180/分に上げて，30分間ぐらい運動を継続しなければならないのではないか」と思われている方がたくさんおられると思います．ところが実際には，いまわたし自身が行っているスポーツというと，毎日，職場のある13階まで階段で上がっていくというものです．

河盛●すごいですね．すぐに仕事はできますか．

鈴木●まあ，なんとか（笑）．わたしでもこんな程度です．どこかのジムに行って，まとまって何時間も，というのはなかなか難しいので，空いている時間にできる場所でからだを動かすというのが，わたしのスポーツになっています．

同じように，犬の散歩も立派なウオーキングですし，ダンスだってスポーツと呼べると思います．最終的には国民の皆さんがからだを動かす，そのようなムーブメントをこれから起こしていくことが重要だと思います．

河盛●社交ダンスはとてもエネルギーを使うそうですね．先輩医師も，お暇になってから社交ダンスを始められて，この前お会いしたら，80歳近いのに以前よりうんと格好よく，お元気になっておられました．

鈴木●また，先生が仰るとおりこまめにからだを動かすことも重要で，最近は立ったまま打ち合わせをしたり仕事をしたり，ということも始められてきています．あるいは，田村先生もよくご存じですが，貧乏ゆすりのように，仕事中に足を動かしているだけでエネルギーが消費されることが示されています．貧乏ゆすりというと名前がよくないですが，こうしたものも呼びかたを変更したりしながら，世間に対して工夫して発信していかなければと思っています．

「からだを動かす楽しさ」を伝える学校教育

田村●鈴木長官からは，特に「『楽しい』ということをキーワードとして，スポーツを推進したい」ということをよくうかがいます．

鈴木●スポーツ嫌いの方に話を聞いていますと，「若いときに学校の体育の授業で体育嫌いになった」とうかがうことがよくあります．われわれは学校体育も所管しておりますので，指導の方法を改めて，「からだを動かすこと自体が楽しいんだ」ということを伝えていければと思います．本来，からだを動かすということは人間の本能的な欲求のひとつだと思うのです．子どもなどは放っておくと走り回っていますよね．自らのからだを動かす楽しさ，爽快感，気持ちよさをもっと前面に出した授業展開をしていかなければいけないだろうと思っています．“sport”の語源はラテン語の“deportare（デポルターレ）”，「楽しみ」「気晴らし」という意味の言葉ですから，その原点に帰ることが必要です．

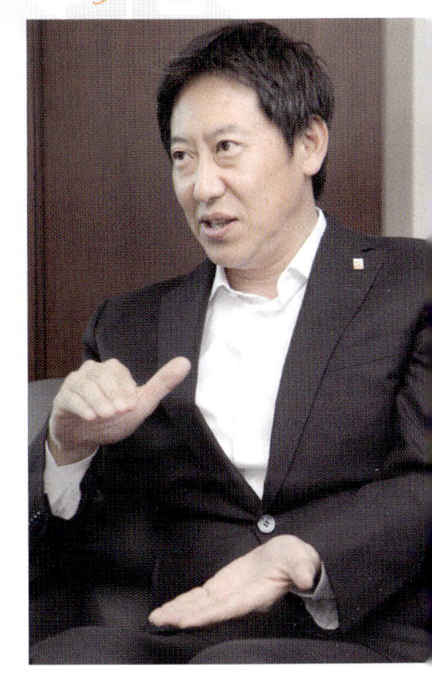

田村●なるほど．わたしも糖尿病患者さんにスポーツや運動を勧めるときについ「介護予防」という言葉を使ってしまうこともあるのですが，「介護になりたくないから嫌々やる」というようなニュアンスが，どうしても込められて伝わってしまいます．むしろ，楽しんでやる，ということを伝えられれば，そんなことを言う必要は無いですね．スポーツに対して，もっとよいイメージがつくられるといいですね．

大人になってからメタボ対策が盛んに行われていますが，究極的には学校の体育や部活というところにつながると長官はお考えでしょうか．

鈴木●子どもの成長を考えたうえでは，小学校から下の年代，幼児期から 10〜12 歳までが運動神経が発達する重要な時期です．幼児期の保健体育指導に関する研究や政策はこれまで少なかったのですが，こうした時期からの指導によって，いまの幼児から下の世代は，みんなスポーツができる，スポーツが好きな国にしていくことが理想だと思っています．もちろん小学校・中学校の部活や体育の授業からやっても遅くない部分もあるでしょうし，どんどんそのようなはたらきかけを強め，からだを動かす習慣を幼児期からつくっていくようにしていきたいと思います．

田村●ありがとうございます．ひとくちに運動不足といっても世代ごとに問題が異なるわけですね．中高年には中高年の，女性には女性の，そして子どもには子どもの問題があり，それぞれ解決法が違うことが感じられます．でも，共通していえることは，さきほど長官が仰ったように「からだを動かすこと自体が楽しいんだ」ということを伝えていければ，ということなんでしょうね．

スポートロジーとは

田村●最近，わたくしどもが研究を進めているスポートロジーセンターでの研究で，やせた女性と糖尿病の関係について新しいことがわかってきました．まずはこの「スポートロジー」というものについて，河盛先生からお話しいただけますでしょうか．

河盛●わたくしどもが "sportology（スポートロジー）" を提唱したのは，30年ほども前のことです．スポーツには奇妙な力があります．実際に行って爽快感を味わうだけではなく，観戦するだけでもすごく興奮しますね．このように見ている人の脳にもさまざまな影響を及ぼしているのですが，その機序はいまだ不明です．そこで，「スポーツをもっと科学しよう」と，「スポートロジー」を提唱し，心理学，哲学など多くの分野の研究者との交流を開始しました．最初に具体的なテーマとして「糖尿病の運動療法の国際シンポジウム」を毎年開催し，世界中のこの分野の第一人者の先生方を多くお招きしました．その論文集は「別冊プラクティス」として毎回発刊させていただきました．さらに満を持して国際スポートロジー学会を発足し，すでに 3 回開催しました．

2011 年に行われた第 1 回国際スポートロジー学会は非常に盛会でした．そのときは，教授だった鈴木大地長官と，アテネ五輪の "栄光の架け橋" で知られる冨田洋之助教の順天堂大学の看板のおふたりが，金メダル獲得への秘策などを対談してくださいましたね．鈴木長官はソウル五輪で，決勝では，バサロを 5m も多く取り入れてライバルを驚かせ，ゴールのタッチもきちんと腕の長さを合わせて，僅差で金メダルを獲得されました．また，冨田選手は吊り輪のときに手首のグローブがずれたのですが，無意識のうちに，もう 1 回転してずれを修正して，きちんと吊り輪を握って見事に着地を決めたということでした．「金メダリストはやはりすごいな．何も

河盛隆造

Kawamori, Ryuzo

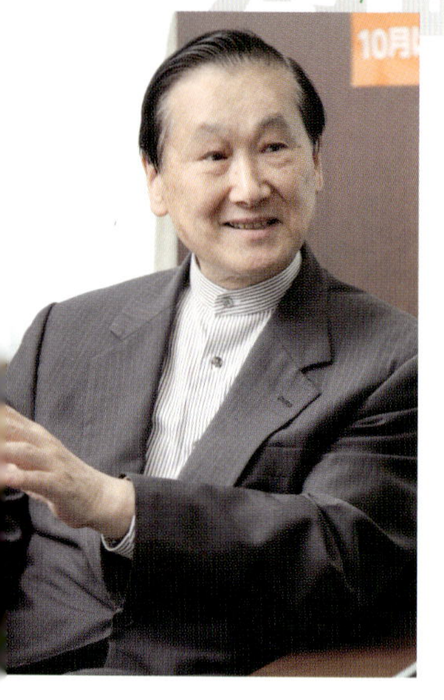

かも瞬時に判断して動作に移せるのだな」とだれもが感嘆させられる，素晴らしいお話でした．

鈴木●ありがとうございます．

河盛●あの学会ではいろいろな提案がありました．たとえば『小児のスポーツ医学』という著書を書いておられるDonald Greydanus教授は，「3歳になったらサッカーをさせなさい．脚力のみならずルールを覚え，瞬時の判断で仲間を信用してパスをするようになる」と強く主張されました．また，国際糖尿病連合元会長のPierre Lefébvre先生は「みんな，もっと立って仕事をしなさい．そのエビデンスも増えてきた」と力説されました．脳科学者，循環器リハビリテーション医師，など多くの分野の先生方の講演をお聞きして，スポートロジーという学問の守備範囲の広さを実感しました．

こうして学会は成功裏に終わったのですが，その1週間後に東日本大震災が起きました．

田村●そうでしたね．

河盛●日本中が落ち込みましたが，そんななかで，直後の6月に行われたFIFA女子W杯で「なでしこジャパン」が体格に勝る相手を次々と下し，見事に優勝を果たしたことは，日本中を勇気づける大きな原動力になったのではないでしょうか．スポーツが見ている方にも大きなインパクトを与えることを身をもって体験しました．

「やせメタボ」と「若ペニア」

河盛●話を戻しますが，わたくしども順天堂大学医学研究科は，文部科学省の援助を受け，11年前に「スポートロジーセンター」を設立しました．ここでは，脂肪筋，脂肪肝の定量や肝や筋でのインスリンのはたらきの定量，骨量，筋量など，普通の健診ではわからないようなことを，定量しています．

すでに発表したこととして，肥満でない，BMI 23 kg/m^{2}程度の中年男性で，健診ではさして異常を指摘されていなかった人でも，この施設で詳しく調べてみますと，ALTやASTは正常上限値なのに，肝の脂肪蓄積量が大で，肝や筋でのインスリン作用が低下し，OGTTでは食後血糖値がみられるような方が多くいました．これを田村先生がプレスリリースしたところ，マスメディアが「やせメタボ」と名前をつけました．

田村●そうでしたね（笑）．

河盛●メタボリックシンドロームは肥満が第一条件ですが，やせているのに同様の状態になっている人がいるのです．日本ではメタボ撲滅作戦が功を奏しつつありますが，肥満のない中年男性であっても，忙しくて運動ができず，脂っこい食事ばかりとっている方では，注意が必要です．

一方で，最近発表した新知見ですが，平均24歳ほどのスラっとしたやせた女性でも，驚いたことに血液中のビタミンDが少なく，骨量を測ると，若くして骨量がかなり減っている人が測定した人の20%くらいいました．また，筋量が，「サルコペニア」の基準に達している人が40%近くいて，握力も低下し実際にサルコペニアの診断がつく人もいました．やせた女性のなかでも，やせ願望で，極端なダイエットや糖質制限をして，日焼けしないように運動をしないという背景がある，筋はブドウ糖を取り込めない，肝でのインスリンのはたらきが低下し，糖尿病状態になっている，という例も多いのです．

田村●日本では，先進諸国の中でやせた女性が突出して多く，その背景には食べなくて，運動もしないということがあると思います．見た目はすらっとしているのですけれども，からだには相当な健康リスクが潜んでいると考えたほうがよいようです．実際に，やせた人は太った人と同様に糖尿病になりやすい，高齢になってか

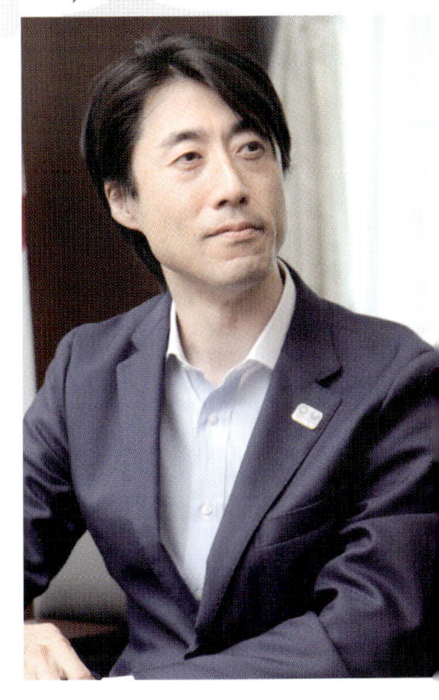

ら転倒・骨折のリスクが高い，死亡率も高いなど，多くの疫学研究がすでにあります．

河盛●そこでわたしは最初，若いのにサルコペニアだから「若サルコ」と考えたのですが，「若サルコ」だとなんだか強い関取みたいでイメージにそぐわないので（笑），「若ペニア」にしました．若くてサルコペニア，そういう方がいらっしゃいます．

ですから，メタボ撲滅作戦は功を奏しましたが，今後はさらに，「からだを動かす習慣がなく，偏食になっている方々は要注意です」という発信が大事ではないかと思います．

田村●そうですね．体重を減らすのがいい，ということばかり先行していて，やせた女性に対しては，運動しつつ，しっかり食べて体重を増やさないといけないことをもっと啓発する必要がありますね．特に骨量を増やす時期は10歳代の栄養と運動が最も重要だということを，もう一度認識する必要がありそうです．

医療者からの啓発活動—エビデンスに基づいた情報発信

鈴木●いまのお話をお聞きしますと，われわれがスポーツをもっと盛んにしていきたいと思っているだけでなく，一方で医療者の視点からも「もっともっと運動・スポーツをしたほうが，適正な体型になるし，健康にも必要だ」ということになるのですね．

河盛●仰るとおりです．

鈴木●われわれスポーツ界の人間が「スポーツをやろう」といってもなかなか共感を得られない部分もあるので，先生方からもそうした発信をしていただくことは有効だと思います．

筋肉のお話が出てきましたけれども，一般人がスポーツをするときに，ジョギングのような有酸素運動ばかりが重視されますが，やはり筋トレも必要です．筋トレというとボディビルダーのような方を想像されてしまいますが，筋力をつけていくことについても，われわれは発信不足だったという気がします．有酸素運動とレジスタンス運動をあわせて推奨していかなければなりませんね．

田村●そうですね．いまは，どの運動のガイドラインにも有酸素運動とレジスタンス運動の両方をやることが勧められています．しかし，実態としてレジスタンス運動を行っている糖尿病患者さんは5〜10%程度で，ほとんどの方は行っていないようです．散歩やジョギングをする方は多いのですが，筋トレについては認識が高まっていません．実際には超高齢社会になってきまして，「むしろ筋力のほうが大事なのではないか」という流れに変わっているのですが，そのあたりも「若いときからやろう」という啓発が必要なのかもしれません．

河盛●鈴木長官のように13階まで一気に階段を駆けあがることはできなくても，自分の筋力を鍛える，あるいは筋力低下を防ぐために，「オフィスでは階段を使って，5階ぐらいは上りましょう」などと具体的に提唱することが大切ですね．

鈴木●先生方から医学的な視点で是非啓発活動を進めていただければと思います．

河盛●そうですね．医学からのメッセージの発信にはかならずエビデンスを伴います．研究に裏付けられた情報を発信して，納得していただくことが大事ですね．

糖尿病医療においては，「いままで糖尿病ではなかったのに，なぜ糖尿病になったのだろう．その原因を突き止め，対処して発症前に戻ろう」と患者さんとともに探ることが必須です．最前線では，丁寧な情報収集にあたっていますね．「体重はこの5年間で何kg太ったか」，急に太ったのであれば，たとえば「偉いお立場になって座っている時間が増えた」，食事についても「時間がないからお昼ご飯は5分で済ませている」，「夜の会食が増えた」，といった情報を緻密にお聞きしています．そのうえで改善案を話し合うのが，生活習慣病治療の醍醐味でもあります．そうした意味で，発症予防・重症化予防のための生活のありかたをお伝えするには，説得力をもってお話しすることが重要だと思います．

田村●今後，お互いに啓発活動が大事ですね．

鈴木●大事ですね．

田村●運動の実施率は糖尿病患者さんでも50%程度なのです．月に1回，対面式で「運動しようね」とお話しして50%ということは，捉えかたによってはきわめて低いともいえます．

河盛●そうですね．

田村●河盛先生の仰るように，意外に知られていない研究もありますので，どんどん発信していくことが大事でしょうね．

スポーツ庁からの啓発活動 —運動する“場”の提供・活用

田村●スポーツ庁の長官として，啓発活動で特にこのようなところに力を入れていきたいということについては，いかがでしょうか．

鈴木●たとえば，「プレミアム“スポーツ”フライデー」と銘打って終業後のスポーツを呼びかけたりしています．

田村●スポーツ庁でチームを組んで，長官自身も駅伝に参加していましたね．

鈴木●始業時間の前後に「朝活」「ゆう活」というかたちで運動をすることを推奨したりしています．

さきほど糖尿病患者の運動実施率が50%にとどまっているというお話がありましたが，おそらく運動をする場が近くになかったり，あるいは指導する人や一緒に楽しむ仲間がいなかったりという理由も考えられると思います．
そうした機会を増やす試みとして，朝活では公営プールを早朝からオープンすることを提案しました．一般的には10時頃から開くのですが，プールの水は1日中張られているわけですからね．そうして7時の開始を実現しましたところ，多くの会社員が出社前に泳ぎに来るようになり，稼働率は90%に達しました．やはり潜在的なニーズはあるのです．

このように，人々の多様なライフスタイルに応じた“場”を提供していく努力を，これからも継続していかなければならないと思います．

田村●わたしもスポーツ庁にうかがうようになって，「こんなにたくさん施設があったんだ」とか「これは患者さんに紹介したい」というものが無数にあることがわかり，「意外に知られていない穴場があるな」という実感があります．本書でも紹介していますが，こうしたものを発信し，うまく活用していただければと思います．

また，患者さんと話をしていて，おすすめの散歩コースを聞くことがあります．すると，並木道になっていたりとか，潮風が心地よいだとか，それぞれすてきなコースがあるわけです．それをほかの患者さんにお教えしますと，「じゃあ，行ってみよう」ということで，そこを歩く方が結構いらっしゃいます．ですので，「意外と手頃なところに場はあるな．気がついていないのはもったいないな」という印象をもっています．

観戦・ボランティア参加からも得られるスポーツのパワー

河盛●認知症防止という観点からも，スポーツには絶大な力があります．実際にプレイするばかりではありません．たとえば2020年の東京五輪については，わたしの多くのお年を召した患者さんたちも「前回の東京五輪のときは，まだ会社員になったばかりで時間がなかったけれども，今度は絶対に見る．あと3年，わたしは頑張る．河盛さん，あなたもそれまで頑張れよ」などと仰られます（笑）．東京五輪・パラリンピックのような一大イベントをリアルタイムで見るということも，認知症の防止にはきっと有用だと思います．

鈴木● 2020 年は東京五輪・パラリンピックですし，2019 年にはラグビーW 杯が日本で開催されます．見るのもそうですし，ボランティアとして参加することもひとつの効果があると思います．心身ともに元気でいるためには「自分は社会に必要とされている」とか「自分は社会とつながっている」という思いが大事です．ですから，見るだけではなくて，積極的にボランティアをしていただきたいと思います．2020 年の東京五輪・パラリンピックに限っても 9 万人ものボランティアを必要としています．ラグビーW 杯も全国に試合会場がありますし，お年を召した方でも，見るだけではなくいろいろなかたちでお手伝いしていただければありがたいですし，元気を維持する源にもなるのではないでしょうか．

河盛●いま，わたくしどもは区の引退した高齢者 1,600 名で，認知症の有無，その程度と，筋力，筋質など多くの身体能力の定量を行い，認知症進行阻止に及ぼす因子の解析の前向き調査を行っております．このコホートを大切にして東京オリンピックのレガシー効果を検証したい，と思っております．

おわりに

鈴木●先生方からも，スポーツの効用を，もっともっと医療者に広めていただくことはとても重要ですね．

河盛●そうですね．糖尿病医療に尽力している医師は，患者さんがなさる運動の質や量が重要だということはよくわかっています．しかし，限られた時間の外来診療で，薬の調整もしていて，なかなか食事と運動について的確に聞く時間がとれないというのが大きな問題ですよね．

本書の読者の方々には，トレーナーや管理栄養士，看護師の方々も多くいらっしゃると思いますが，そのような方々が糖尿病診療をサポートしてくださっています．ですから，管理栄養士の先生が「何をどれくらい食べていますか？」と聞くように，トレーナーが「どういう内容の運動をどれだけやっているの？」ということを聞いて，「もうあと 5 分追加で，歩くだけではなくて，少しでも早足で歩いてみよう」とか，提案し，その効果を評価してあげることなどが効果的なのではないでしょうか．

鈴木●このたび，米国で “Exercise is Medicine® ” の取り組みが始まりました．今後，日本も加盟するかもしれませんが，まさに「エクササイズが最大最高の処方せんのひとつだ」という考えかたを，先生方から発信いただければと思います．

田村●いろいろなところで啓発活動が盛り上がっていくと，「やって当たり前だよね」という雰囲気になってくると思います．そうした空気づくりが最終的なゴールになってくるのかなと思います．

河盛●いま，わたくしどもは “health creation” といっキャッチフレーズをつくりました．「生活習慣病の予防のために，身体活動量を増やす，という消極的なことでは不十分であって，より積極的に自ら健康なからだや脳をつくろう」という概念です．的確な食事内容，栄養素のバランスなども含め，身体活動を高めることの有用性を示す科学的根拠を積み重ねて，是非建設的な提案をしたい，と思っております．

本日は貴重なお話をありがとうございました．鈴木長官には，ますますご活躍いただき，糖尿病患者数が激減することを期待いたしております．

鈴木・田村●どうもありがとうございました．

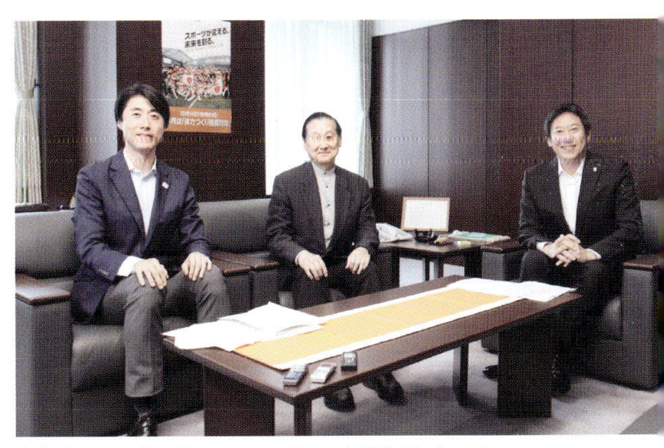

本鼎談は 2017 年 5 月 30 日にスポーツ庁長官室において，株式会社メディカル・ジャーナル社と合同で収録されました

注：平成 28 年度調査の結果．平成 29 年 11～12 月に行った世論調査（スポーツ庁「スポーツの実施状況等に関する世論調査」）の結果では，51.5％となった．

巻頭付録

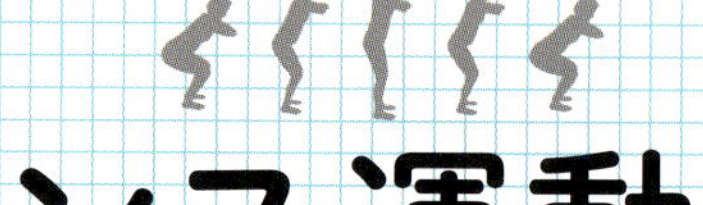

図解 実践レジスタンス運動

本付録の使いかた

・本付録（xvi～xxivページ）については，運動指導を行う際の参考資料として患者さんに提供する用途に限り，コピーして配布することを許諾します（ここでのコピーは紙媒体によるもののみを指し，スキャンしてデータ化することは含みません）．上記の目的外の利用については，医歯薬出版ホームページ「著作権について」（https://www.ishiyaku.co.jp/kyodaku/format.aspx）をご参照のうえ，必要に応じてお問い合わせください．

・冒頭の図において，各運動の一覧とともに，ER（exercise resistance：積極的な運動療法としてのレジスタンス運動）と AR（ADL resistance：ADL 維持のためのレジスタンス運動）の区分，作用する主な筋肉を示しています．目的別に組み合わせを示した「実践プログラム例」とあわせて運動計画の参考としていただければ幸いです．

・xviiページ以降において，各運動の具体的な動きと実践のポイントを図解しています．

・本書第Ⅱ部第3章（56ページ）「レジスタンス運動の目標値とその実践」とあわせてご覧ください．

実践レジスタンス運動		対象 ER	対象 AR	主な筋肉
A. 体幹筋力				
OKC	A-1 実践レジスタンス体幹支持力の基本		◎	⑨
OKC	A-2 実践レジスタンス体幹支持力の応用	◎	○	⑦⑨
B. 体幹と下肢のレジスタンス運動（股関節伸展筋群）				
CKC	B-1 実践ウオームアップ（ステアウオーク）	◎	○	①②③⑤⑥⑩
OKC	B-2 実践ウオームアップ（ウオームアップストレッチング）	○	◎	②③
CKC	B-3 実践レジスタンス運動：ブリッジングエクササイズ	○	◎	②③⑤
CKC	B-4 実践レジスタンス運動：4ポイントエルボーニー	◎	○	③④⑦⑧
CKC	B-5 実践レジスタンス運動：ニーリングスタンダップ		◎	②③④⑦
C. 下肢筋群のレジスタンス運動（膝関節伸展筋群）				
OKC	C-1 実践レジスタンス運動：レッグエクステンション	○	◎	⑤
CKC	C-2 実践レジスタンス運動：チョビ歩行	○	◎	②③④
CKC	C-3 実践レジスタンス運動：腓腹筋（速筋）	◎	○	②
CKC	C-4 実践レジスタンス運動：ヒラメ筋（遅筋）	◎	○	①
CKC	C-5 実践レジスタンス運動：ダイナミックフラミンゴ療法		◎	①②③⑤⑦
D. 全身トータルレジスタンス運動				
CKC	D-1 実践レジスタンス運動：ベーシック・スクワット		○	①～⑩
CKC	D-2 実践レジスタンス運動：ローイング・スクワット	◎	◎	①～⑩
CKC	D-3 実践レジスタンス運動：スロー・スクワット	◎	○	①～⑩

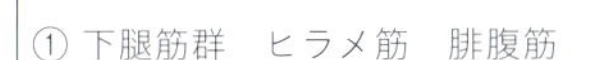

① 下腿筋群　ヒラメ筋　腓腹筋
② 大腿背部　ハムストリングス
③ 殿筋群　大殿筋　中殿筋
④ 背筋群　広背筋　脊柱起立筋
⑤ 大腿前部　大腿四頭筋
⑥ 股関節筋群　大腰筋　腸骨筋
⑦ 腹筋群　腹横筋　腹直筋
⑧ 大胸筋
⑨ 腹横筋
⑩ 大腰筋

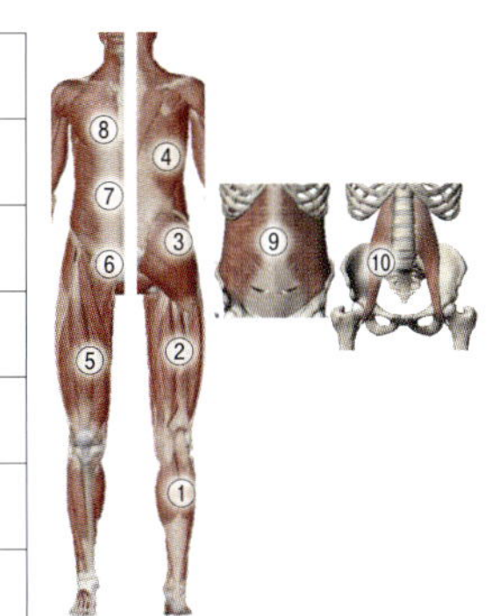

実践プログラム例

- ☑転倒予防プログラム：
  A-1＋B-3＋B-5＋C-3＋C-5
- ☑つまずきフォロー：
  A-2＋B-1＋B-2＋B-3＋C-3
- ☑腰痛予防と改善：
  A-2＋B-4＋B-5＋C-5＋D-1
- ☑変形性膝関節症：
  A-2＋B-3＋C-1＋C-2＋B-1
- ☑歩行スピードアップ：
  A-2＋C-3＋C-4＋B-1＋D-3
- ☑下肢筋力アップ：
  C-1＋C-3＋C-4＋B-1＋D-2
- ☑有酸素運動のプレ・レジスタンス運動：
  A-2＋C-3＋C-4＋D-3

A 体幹筋力

体幹の筋力は，レジスタンス運動を行う際の土台となり，トレーニング姿勢や四肢の運動方向を正しく導くために必要な筋力である．体幹支持力のための基本と応用はほかのレジスタンス運動を行う際の準備運動として実施してもよい．

A-1 体幹支持力のための基本運動（腹横筋）　OKC

①
鼻から息を吸い
お腹を膨らませ
⇔
繰り返す
②
口から息を吐き
お腹をへこませながら

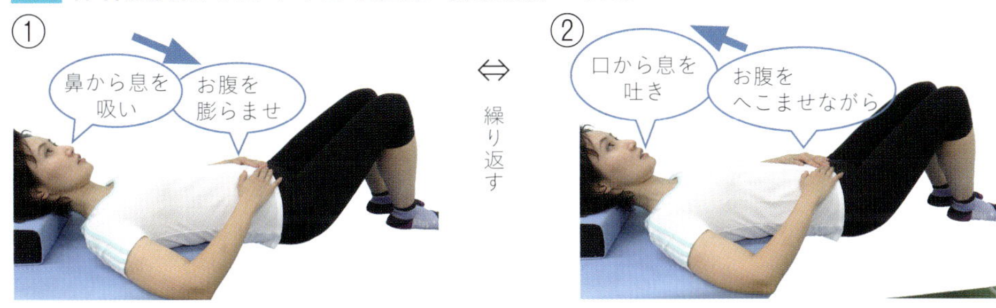

腹横筋は，息を吐くと同時に腹部をへこませる動作ではたらく．

1．鼻から吸気で腹部を膨らませ腹横筋を緩ませる．

2．口すぼめ呼気でおなかをへこませ腹横筋を収縮させ５秒間キープする．

※キープ時は声に出して数をカウントし息をこらえない．

実践：１セット５秒間×５R　１～３セット

A-2 体幹支持力のための応用運動（腹横筋と腹直筋） OKC

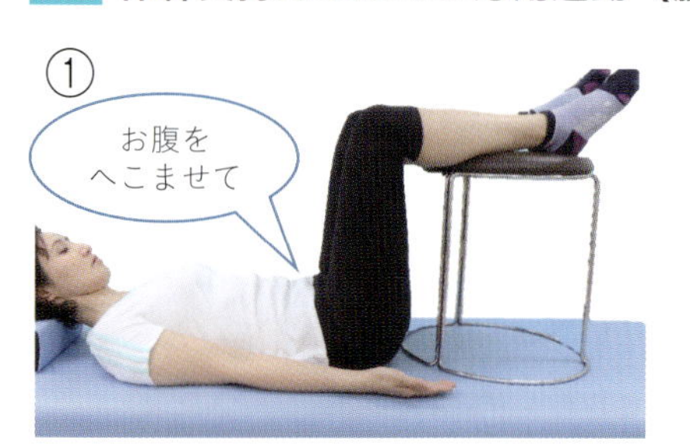

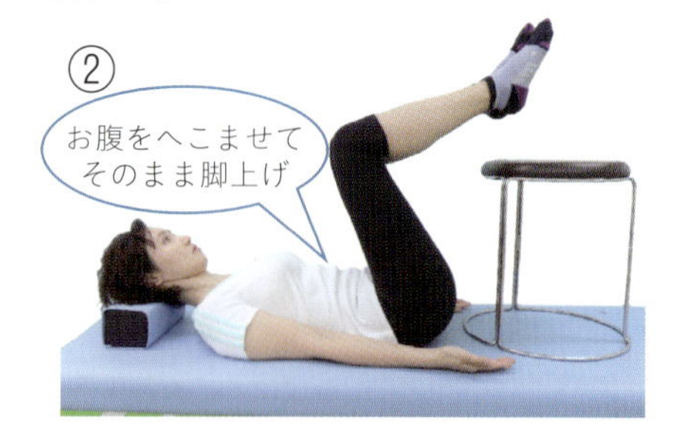

1．腹横筋をはたらかせる．

2．両足を椅子から離し尾骶骨を床面から離した姿勢で保持する．

実践：1セット 5秒間× 5R，段階的に10秒間×5R，20秒間×3R，30秒間×2Rと，保持する時間を延長し筋持久力の上昇へとつなげていく．

B 体幹と下肢のレジスタンス運動（股関節伸展筋群のプログラム）

股関節伸展筋群へのレジスタンス運動では，ターゲットとなる大殿筋とハムストリングスへウオームアップとして低強度有酸素運動とストレッチングを取り入れると効果的なトレーニングとなる．

B-1 実践ウオームアップ（ステアウオーク） CKC

低強度有酸素運動は平地ウオーキングよりも階段昇降などの運動がよい[1]．そこで，本稿では，以下に示すステアウオークを紹介する．

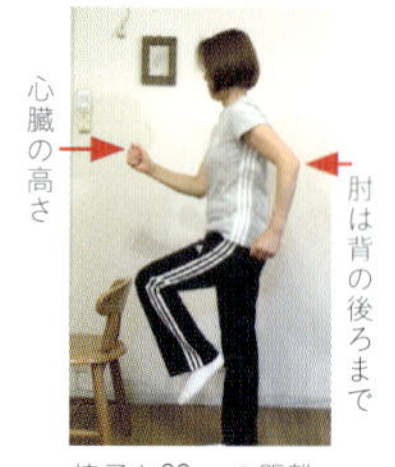

椅子と30cmの距離

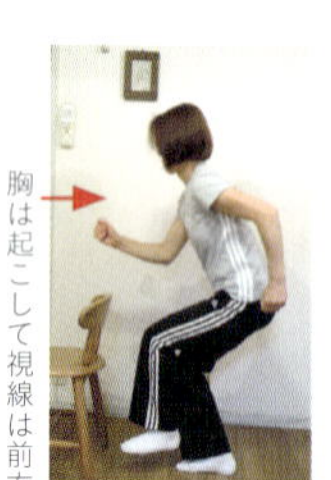

モンキー歩行

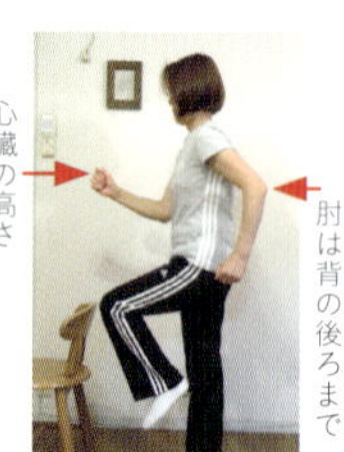

椅子と30cmの距離

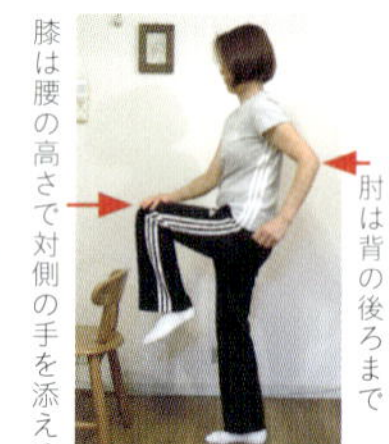

椅子と30cmの距離

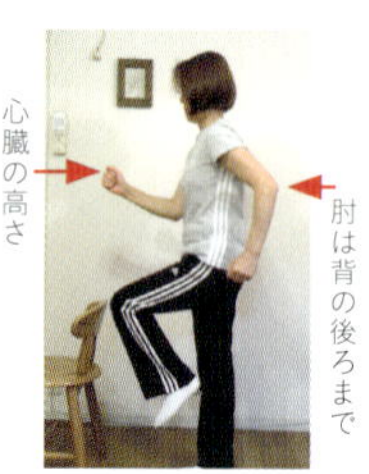

椅子と30cmの距離

実践：ウオーキング60秒間→モンキー歩行30ステップ→ウオーキング60秒間→ニーアップウオーク30ステップ→ウオーキング60～120秒間のステアステップを約5分間を目標に行う．

B-2 実践ウオームアップ（ウオームアップストレッチング5秒）

筋活動は，前もって行った動作から影響を受ける[2]．そこで，ステアウオークの後にストレッチングを行い，続けて行うレジスタンス運動につなげる．

一方の脚を椅子に乗せ大腿部に両手を添え骨盤と腹部を大腿部に寄せ，大腿後部と殿部へのストレッチングを5秒間行う(A)（1～2回）．

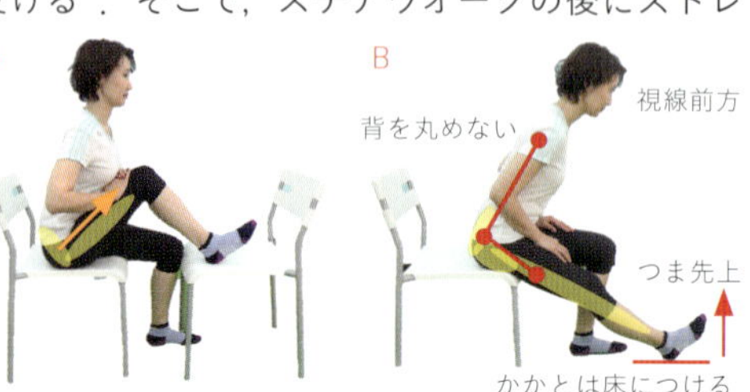

椅子に浅く腰掛け，脚の膝を伸ばしかかとを床につけ足首を曲げて，下腿と大腿および殿部のストレッチングを5秒間行う（B）（1～2回）.

B-3 実践レジスタンス：ブリッジングエクササイズ　CKC

股関節伸展筋群の強化には，股関節完全伸展時において大殿筋作用が高まる[3,4]

足の位置は，一方の脚を伸展した状態で他方の足のかかとが伸ばしている脚の膝位置

①

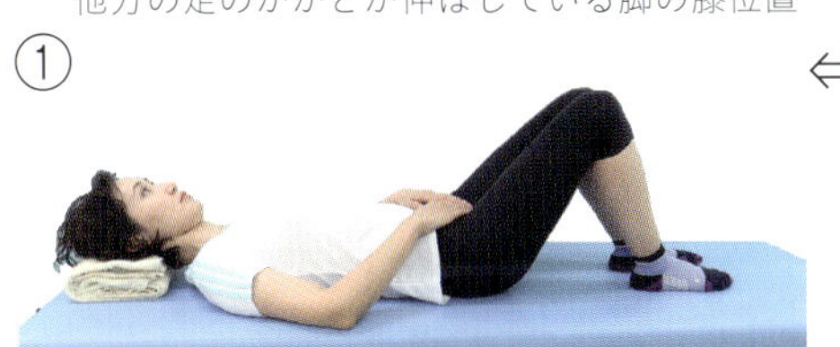

⇔

股関節が真っすぐになるところまで持ち上げる

②

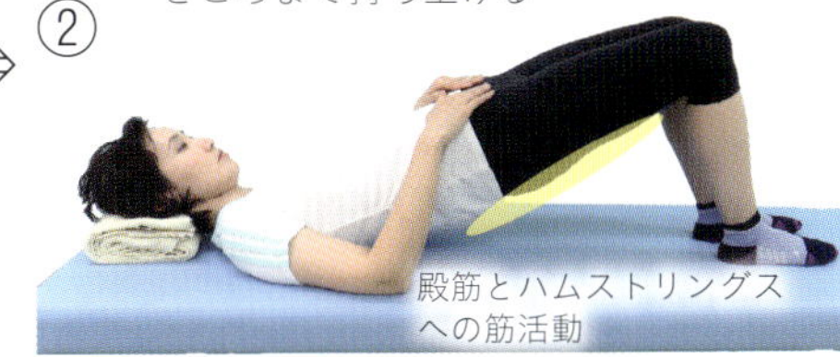

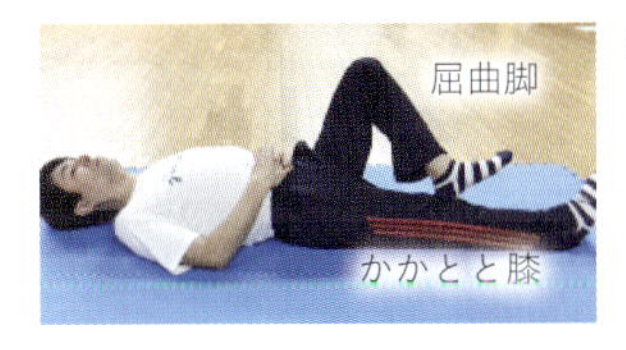

①両足の位置は写真の伸展脚の膝へ屈曲脚のかかとをつけた位置で揃える.

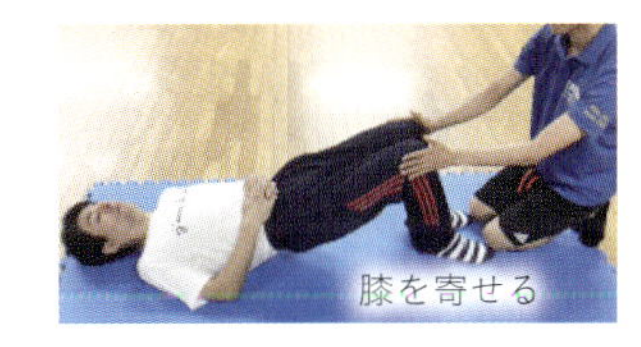

②股関節が伸展し大殿筋とハムストリングスの筋収縮と同時に両膝を寄せる.

実践：1セット5秒間保持×5～15R　1～3セット

B-4 実践レジスタンス：4ポイントエルボーニー　CKC

股関節伸展筋群トレーニング後に体幹支持力との協調を図るレジスタンス運動を行う.

腹筋と広背筋および殿筋の同時作用による体幹維持力を高める.

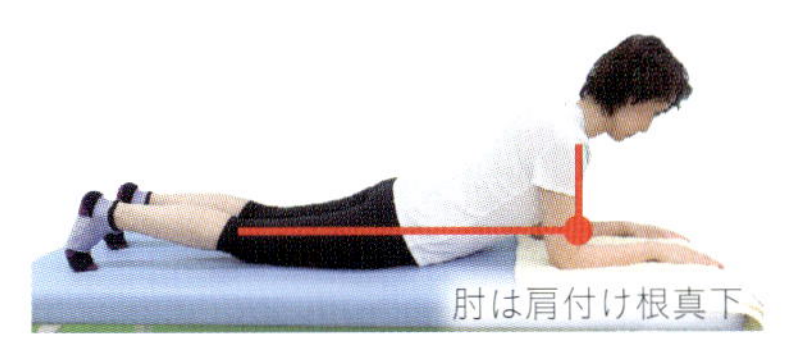

両手の肘は肩幅で肩の付け根から垂直に下ろした位置に置く．このパピー姿勢で左右の腸骨を床面に接地することで円背や側彎の矯正となる.

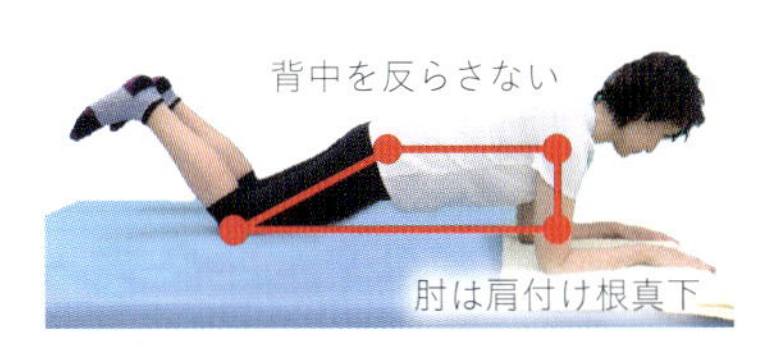

両膝を屈曲して体幹部を床面から挙上し，背を反らさずに姿勢保持する.

☆両腕の幅と肘は肩の位置

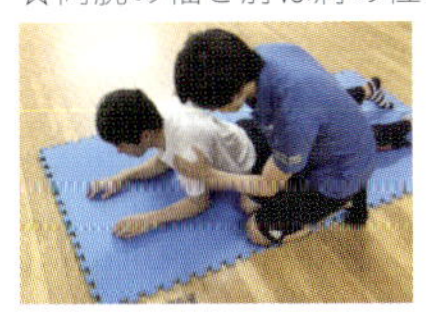

NG　肘の位置が前方過ぎる（左）
肘の位置が後方過ぎる（右）

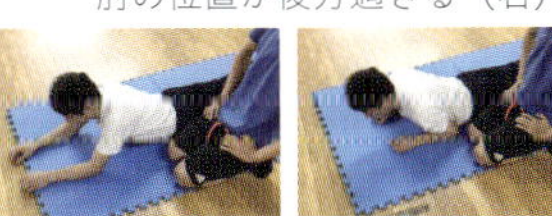

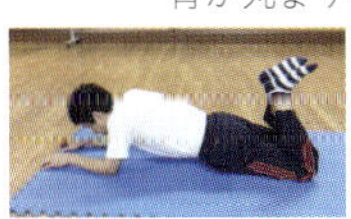

NG　股関節が伸展したまま（左）
背が丸まり視線下がる（右）

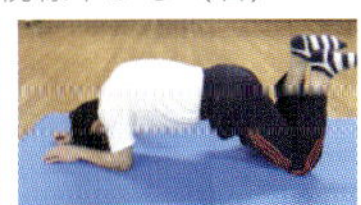

実践：1セット5秒間×5～10R　1～3セット

B-5 実践レジスタンス：ニーリングスタンダップ　CKC

股関節伸展筋群が，起居動作や歩行運動で効果的に促通されるためのレジスタンス運動である．

体幹は腰背部の反り返りをせずに腹横筋をはたらかせ，股関節を伸展させ殿筋とハムストリングスのはたらきを感じながら姿勢を保つ．また，両手にペットボトルなどをもつことで負荷を高める．

実践：１セット30〜60秒間　１〜３セット

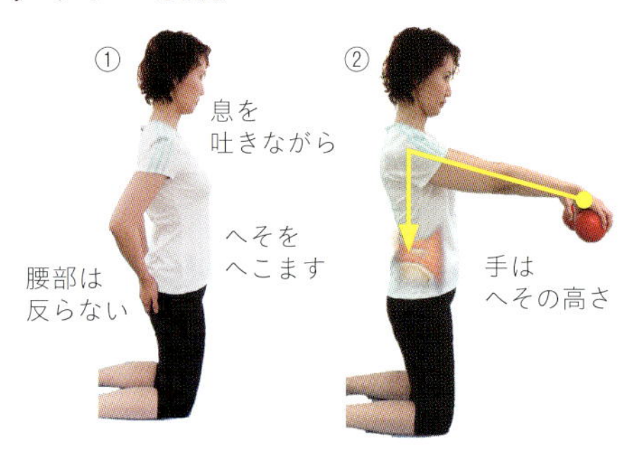

C 下肢筋群のレジスタンス運動（膝関節伸展筋群のプログラム）

大腿四頭筋は，膝関節伸展にはたらく主導筋である．そのなかでも内側広筋の筋活動は，膝伸展時の安定と膝蓋骨の動きにも関与するため変形性膝関節症の予防に欠かせない運動である．

C-1 実践レジスタンス運動：レッグエクステンション　OKC

椅子座位で両脚を組み（写真では，右脚が下，左脚が上）下の脚で上の脚を持ち上げ足関節の背屈と同時に膝を伸展させ大腿部内側への筋収縮を促す．

※上脚は下脚の負荷になるように脱力した状態とする．

※膝伸展時は両膝頭が内側を向くように行う．

実践：１セット５秒間保持×10〜15R　１〜５セット

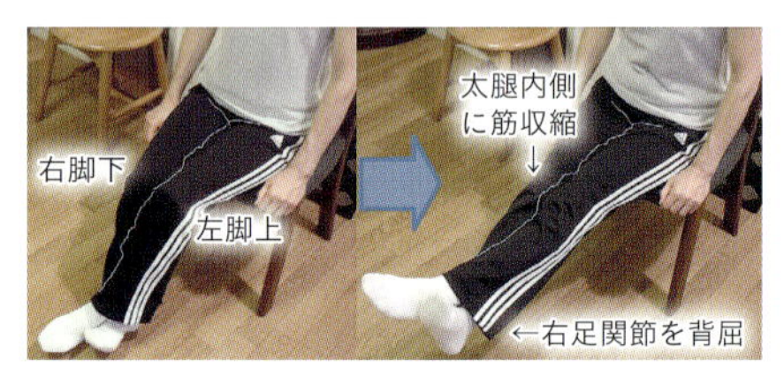

C-2 実践レジスタンス運動：チョビ歩行　CKC

大腿四頭筋の筋力強化を立位姿勢上で高める，膝関節痛などの症状も改善させるための運動である．

Aの直立した姿勢からBの前傾位で膝を曲げず大腿部筋収縮を感じながらチョビ歩行を1mの距離行う．

実践：１セット　１m単位×５R　１〜２セット

※チョビ歩行は，みぞおち（上体重心）が両足前部（写真矢印方向）へ位置するように前傾したままで，膝を伸ばし，上体を左右に揺らしながら5cmずつチョビチョビ前進することで大腿の筋力強化となる．

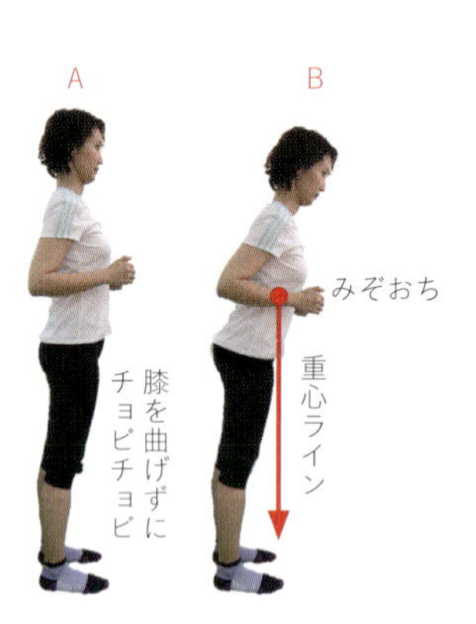

C-3 実践レジスタンス運動：腓腹筋（速筋） CKC

腓腹筋は，足関節と膝関節に作用し，大殿筋やハムストリングスのパワーを歩行スピードにつなげる．

机の後方に位置して両手を添えた姿勢（A）でおなかをへこませ体幹深層筋（腹横筋）をはたらかせながらつま先立ちとなり保持（B）．

実践：1セット5秒間保持×10R1 ～3セット

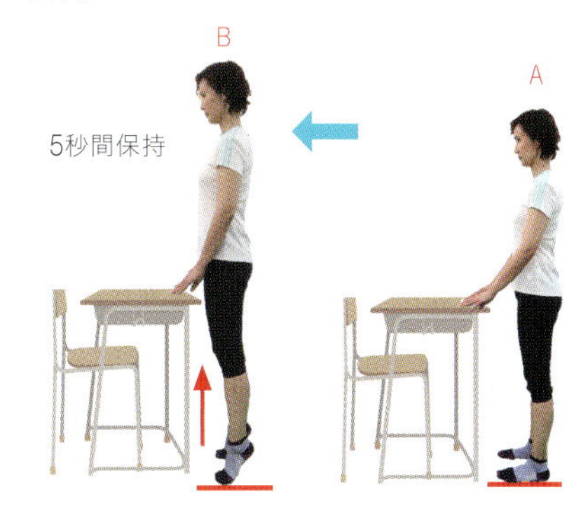

C-4 実践レジスタンス運動：ヒラメ筋（遅筋） CKC

ヒラメ筋は，主に足関節底屈運動に関与し地面を蹴る，また，安定した立位にも関与する．

机の後方に位置して上体は前傾し両膝を曲げた姿勢（A）から，かかとを上げ保持する（B）．

実践：1セット5秒間保持×10R 1～3セット

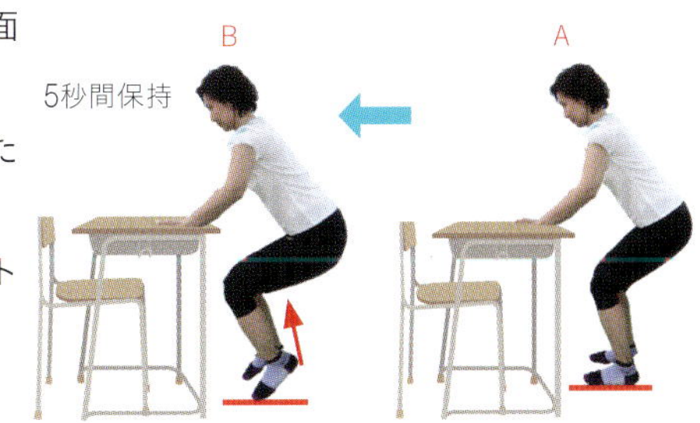

C-5 実践レジスタンス運動：ダイナミックフラミンゴ療法より変法 CKC

重力を利用し関節を動かさず同じ姿勢で静的に一定の力を筋肉に与え骨盤周辺の筋力および骨へのメカニカルストレスを与える運動．

片手を安定した場所に添え同側足を離床し片脚立ちになる（A）．他方の腕は前方へ伸ばしへその高さで保持する（B）．

実践：左右各1回1分間（1日3回食後など）

〈片脚で立つことの効果〉

- 運動機能に重要な動作とともに骨へメカニカルストレスを与える（大腿骨近位の骨密度改善）．
- 片脚立位は両脚立位に比べて大腿骨近位端に約2.75倍の負荷となる（Pauwelsの理論）．
- 1分間の片脚立位で大腿骨に53分間の歩行と同等の力積量が与えられる．

D 全身トータルレジスタンス運動

スクワットは，下肢筋群のみならず，全身の筋肉をはたらかせるレジスタンス運動の代表である．スクワットを筋力アップや実際の動作に生かすには，正しい姿勢で行うことが必要であり，その基本動作とは，からだの重心の動きがポイントとなる．

正しくスクワットを行うための基本

その1〈重心を知る〉

ヒトのからだの重心は，へそ（第二仙骨の高さ）の位置である．そのへそから上の上半身の重心は“みぞおち（UC)”であり，へそから下の下半身の重心は“大腿部の中央（LC)”に位置する．椅子座位の姿勢は，UCはLCの後方に位置しているため，この重心位置の違いでの立ち上がり動作には膝や腰への負担がかかる．

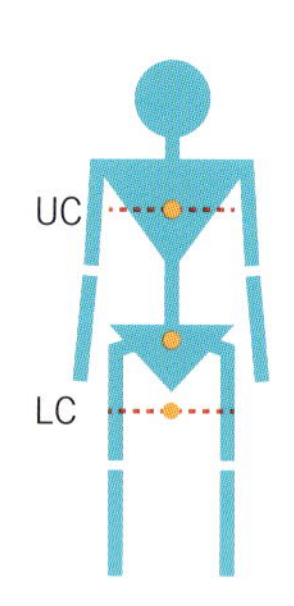

その 2〈椅子からの立ち上がり〉

椅子から立ち上がる動作は，股関節に両手を置きUCがLC上に重なるまで上体を前屈し，頭部を前方へ移動させ殿部が座面から離れその後に立ち上がる．UCとLCが直線上であれば膝はつま先を越えず，反動をつけず主に大腿部と殿部の筋群をはたらかせ動作する．

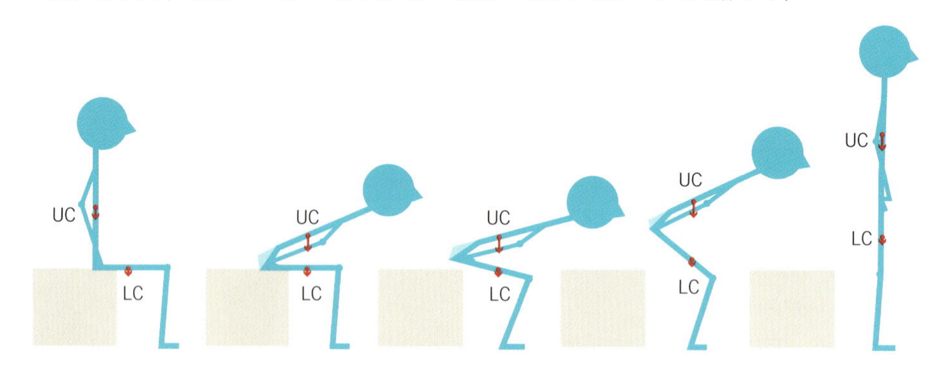

D-1 実践レジスタンス運動：ベーシック・スクワット　CKC

実践ポイント：上下の重心を考慮し反動を付けずに立ち座り動作ができること．

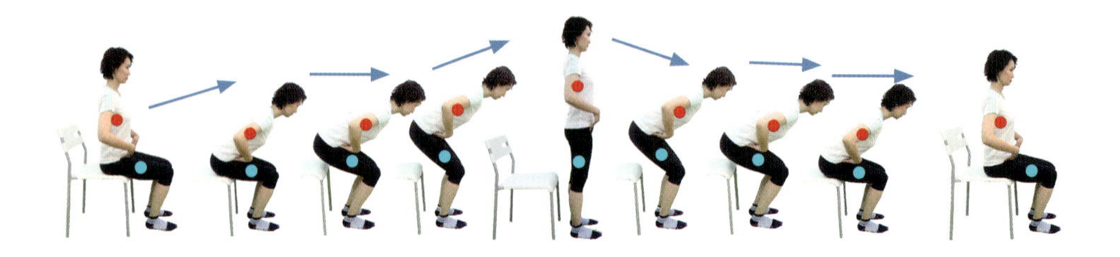

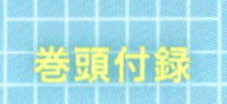

D-2 実践レジスタンス運動：ローイング・スクワット（中等度強度） CKC

椅子から立ち上がる動作時に船を漕ぐような両腕の動作を加える.

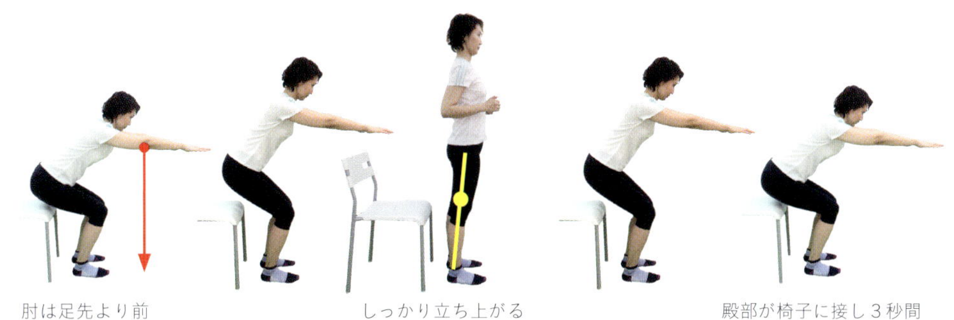

実践：１セット　３秒間保持※1 スクワット×10〜15R　１〜３セット

※1 スタート姿勢および殿部が椅子に接した姿勢で３秒間保持

D-3 実践レジスタンス運動：スロー・スクワット　CKC

スロートレーニングとは，自重負荷で運動の速度をゆっくりと持続的に行うことで少ない反復回数で効果的なレジスタンス運動となる方法である.

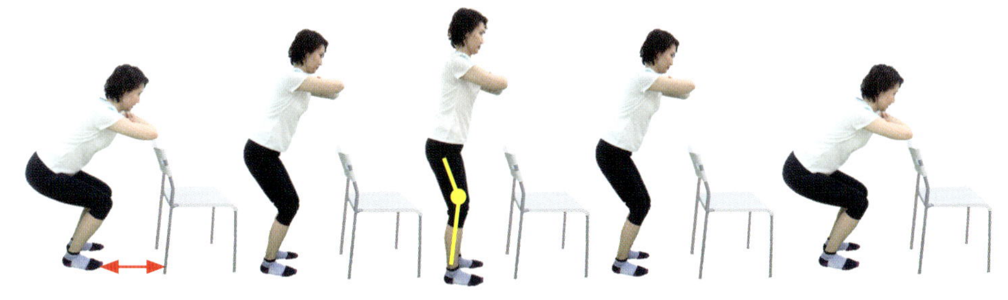

運動：３秒間保持→５秒間かけて立ち上がる→５秒間かけてしゃがみ込む→３秒間保持

実践：スロー・スクワット（１セット）×５R（けっして５Rを超えて行わない）　１〜３セット

E クーリングダウン

レジスタンス運動は，筋力の発揮とともに筋収縮力が高まるが，同時に筋短縮も生じる．筋力発揮には筋の自然長が最も適していることより，レジスタンス運動後のストレッチングを行うことも筋力アップには必要である.

これまで述べてきた実践レジスタンス運動に欠かせないストレッチングとして，「B-2 実践ウオームアップ」に加え，以下３つのストレッチングがある．それぞれ A-2 のように示した運動ののちに行うのがよい.

レジスタンス運動後は，スタティックストレッチングを20〜40秒間かけて行う.

E-1

A-2 体幹支持力のための応用運動

B-3 B-4 B-5 実践レジスタンス運動

実践方法

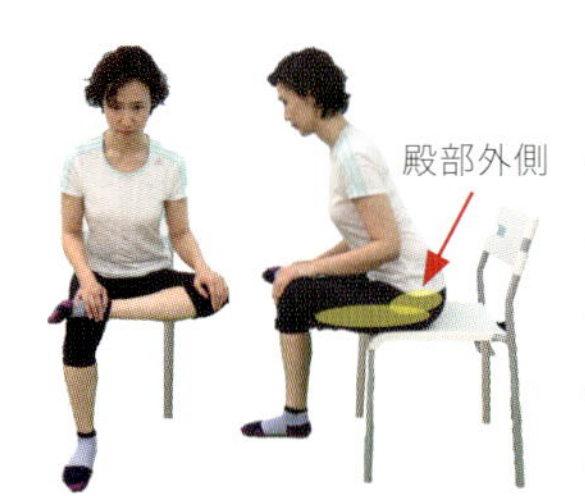

①椅子に座り片脚を組み，外くるぶしを膝の上に置く
②両手を膝の内側と内くるぶしの上に置く
③視線を前方に向けて，背中を曲げない
④上体を前方に倒す
⑤大腿外側から殿部外側へのストレッチングとなる

E-2

C-1 C-2 C-3 C-4 実践レジスタンス運動

実践方法

上体はやや前傾
つま先立て
かかと後方

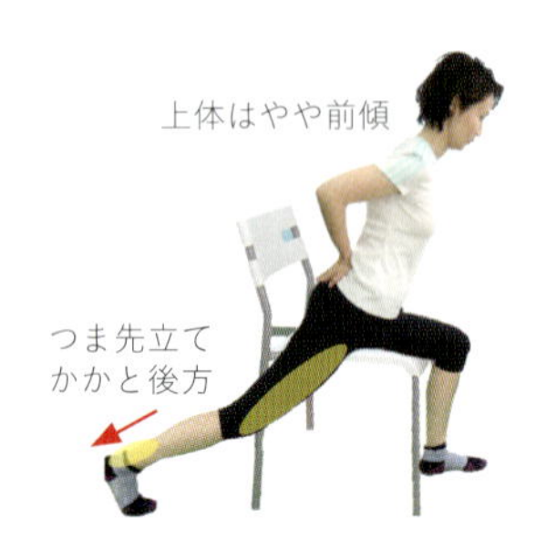

①椅子から一方の殿部と脚を外し，他方の手は座面に置く
②脚を後方に伸ばし，つま先を床につける
③背中は反らないようにして上体を前方へ倒す
④かかとを後方へ押し出す
⑤股関節前方と大腿前面のストレッチングとなる

E-3

C-1 C-2 C-3 C-4 実践レジスタンス運動

D-2 D-3 D-4 実践レジスタンス運動

実践方法

膝を少し
曲げる
かかとを床に
押しつける

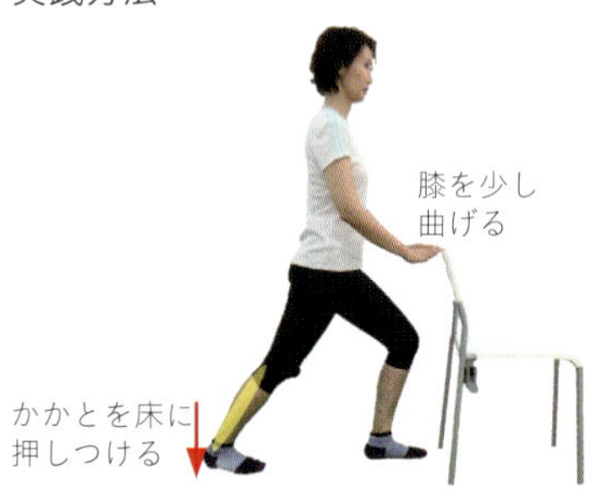

①安定したものへ両手を添える（椅子など）
②後方へ半歩から 1 歩程度脚を後方へ引く
③前方の脚は軽度に膝を曲げる
④後方へ伸ばした脚のかかとを床にしっかりつける
⑤アキレス腱から下腿背部のストレッチングとなる

●文献

1) Lyons, K., Perry, J. et al. : Timing and relative intensity of hip extensor and abductor muscle action during level and stair ambulation : An EMG study. *Phys Ther*, **63** (10) : 1597〜1605, 1983.
2) Crow, J. F., Buttifant, D. et al. : Low load exercises targeting the gluteal muscle group acutely enhance explosive power output in elite athletes. *J Strength Cond Res*, **26** (2) : 438〜442, 2012.
3) Fischer, F. J., Houtz, S. J. : Evaluation of the function of the gluteus maximus muscle. An electromyographic study. *Am J Phys Med*, **47** (4) : 182〜191, 1968.
4) Worrell, T. W., Karst, G. et al. : Influence of joint position on electromyographic and torque generation during maximal voluntary isometric contractions of the hamstrings and gluteus maximus muscles. *J Orthop Sports Phys Ther*, **31** (12) : 730〜740, 2001.

（天川淑宏）

第 I 部
サイエンス

1 わが国における運動療法の実態

はじめに

現在，わが国では糖尿病患者が増加している．その大部分は食事療法と運動療法が予防・治療の第一選択となっている2型糖尿病であり，運動療法は食事療法とともに，糖尿病の基本治療となっている[1)]．すなわち，食事の適正化と身体運動の継続的実施は筋肉のトレーニングになるとともに，内臓脂肪を効率的に減少させ，個体のインスリン抵抗性改善を介し，2型糖尿病などインスリン抵抗性関連の生活習慣病の予防・治療に有用であり，費用対効果も優れている[2〜4)]．

1 糖尿病運動療法調査研究委員会設置の背景

1957年に日本糖尿病学会が創立された．同学会は1965年以来，「糖尿病食事療法のための食品交換表」の編集・刊行を行い，食事療法指導に広く利用されている[5)]．

一方，運動療法に関しては，後述の調査成績のように食事療法と比較して「較差」が存在する．また，これまで運動療法に関しては，日本糖尿病学会編集・著作の「糖尿病診療ガイドライン」[6)]「糖尿病治療ガイド」[7)]において治療法の一部として記載されているだけで，学会編集のテキストがなく，全国的な調査も行われたことがなかった．

筆者は以前，愛知医科大学第一内科・山之内国男助教授（当時）らと協力し，同内科と名古屋大学第三内科に通院中の糖尿病外来患者570人に運動療法の実施状況に関するアンケート調査を行った．その結果，運動療法を行っていない理由として，①時間がない，②意欲がない，③運動療法の効果について理解不足，などの点が判明した．しかし，地域的に限定されており，全国調査の必要性を指摘した[8)]．

このような背景をふまえ，日本糖尿病学会では，2007年「糖尿病運動療法・運動処方確立のための学術調査研究委員会（以下，運動療法委員会）」（委員長・佐藤祐造）を設置した．

同委員会は2008年，糖尿病専門医・一般内科医に対しアンケート調査を実施した．また2009年には，全国の糖尿病専門医療施設に通院中の糖尿病患者にアンケート調査を実施した．いずれの調査成績も日本糖尿病学会年次学術集会で発表し，学会誌「糖尿病」で委員会報告として刊行している[9, 10)]．また，医療機関への調査成績[11)]，患者側への調査成績[12, 13)]についてサブ解析を実施し，その成績も報告している．以下，その概要を紹介する．

2 医療機関を対象とした調査成績

糖尿病運動療法に関して全国的規模で調査を実施し，糖尿病専門医と一般内科医との運動療法の実施状況・指導内容について，食事療法とも比較し，検討を加えた[9)]．

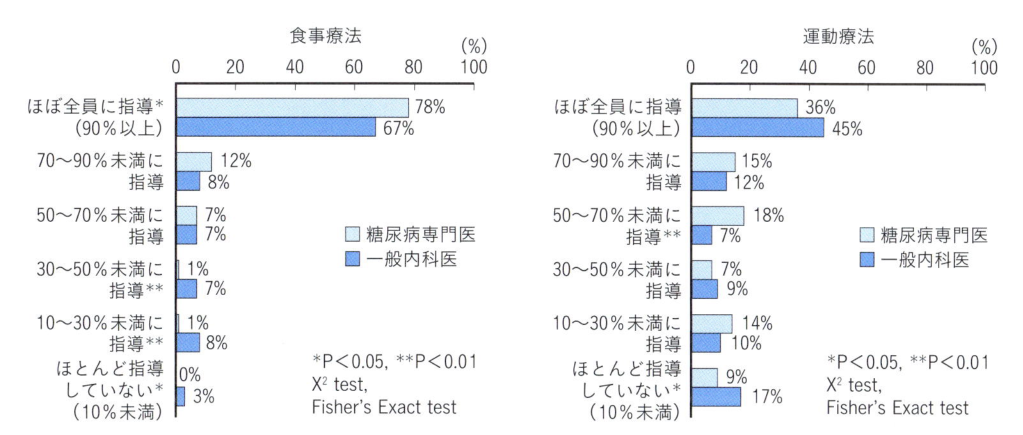

図1　食事指導・運動指導の比較（初診患者）（文献9より）
初診患者に対し，食事指導はほぼ全員に行われているが，運動指導は半数以下にとどまっている

1）対象と方法

対象は無作為抽出した糖尿病専門医（以下，専門医）600人および糖尿病専門医ではない一般内科医600人であり，運動療法委員会で作成したアンケート用紙を送付した．後者の一般内科医は，日本医師会と共同企画の形式をとり，各都道府県医師会会員数に対応した比率の医師リストの紹介をいただいた．

回答のあった専門医275人（50±11歳，平均±標準偏差）および一般内科医128人（52±10歳）の計403人（回答率33.6%）を解析対象とした[9]．

2）食事療法の指導状況

糖尿病患者に対する食事療法に関して，専門医・一般内科医ともに60～80%（専門医 vs 一般内科医：78% vs 67%）が初診患者のほぼ全員（90%以上）に指導していた（図1）．

食事療法の指導システム（複数回答）として，「食事指導せんを作成して指導している」が専門医では67%と一般内科医の28%より高率であった．「集団指導を実施」も専門医では28%と一般内科医の8%より高率であった．一方，「特にシステム化した食事指導はしていない」は，専門医では6%と少なかったが，一般内科医では40%存在し，いずれも有意に，専門医では一般内科医に比べて指導体制が整備されていることが判明した（図2）[9]．

3）運動療法の指導状況

初診糖尿病患者のほぼ全員（90%以上）に運動療法を指導していたのは，専門医・一般内科医とも50%未満（専門医 vs 一般内科医：36% vs 45%）であり，食事療法の約1/2にとどまっていた．また，専門医の9%，一般内科医の17%は，ほとんど運動療法の指導を行っていなかった（図1）．

運動療法の指導システム（複数回答）に関して，「運動指導せんを作成して指導している」は専門医でも9%，一般内科医はほとんど行っていなかった（2%）．食事指導の現状（専門医67%，一般内科医28%）に比べて，きわめて遺憾な状況である．また，「運動指導せんは作成していないが，個別に指導している」が専門医45%，一般内科医30%にとどまっていた．し

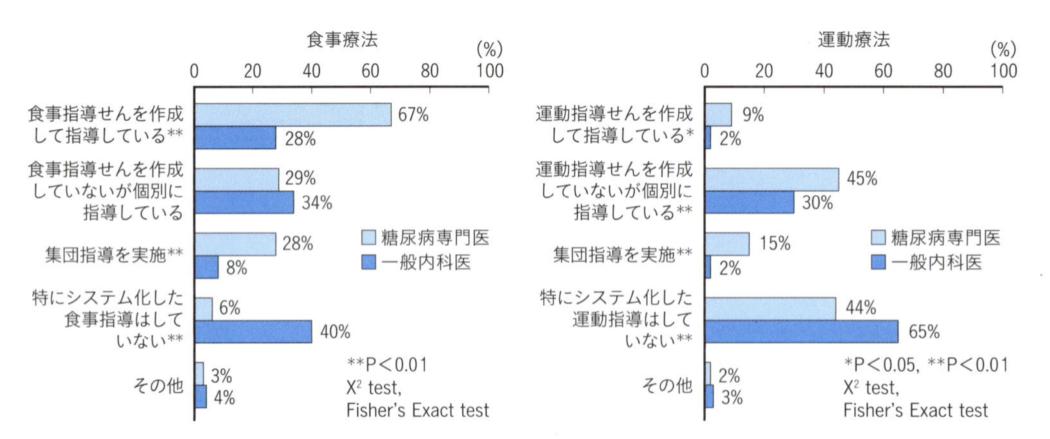

図 2　食事療法・運動療法指導システムの比較（複数回答）（文献 9 より）
食事指導に比較して，運動指導はシステム化されていない

たがって，「特にシステム化した運動指導はしていない」が専門医 44%，一般内科医 65%となっており，一般内科医では，実質的な指導がほとんど行われていない可能性が示唆された（図 2）．

「運動指導専任スタッフ」に関して，専門医でも 17%しか雇用されておらず，一般内科医では，92%が「いない」であり，「診察時に医師が指導するのみ」が大多数（専門医 71%，一般内科医 80%）であった[9]．

4）運動療法指導上の問題点

医師側からみた，患者が運動療法を実施しない理由としては，「時間がない」「運動を続ける意欲がない」「患者は運動が好きでない」「運動指導者がいない」「運動療法の効果について理解不足」であった[9]．

運動療法実施上の問題点に関して，初診時に 70%以上の患者に運動療法指導を実施している医師（高頻度群）と初診時の運動療法指導が 50%未満（低頻度群）に分けて検討を加えた[11]．「指導に十分な時間がとれない」「診療報酬に反映しない」「糖尿病患者用の適切な運動指導ガイドライン（テキスト）がない」に関しては，両群とも同等の比率であった．しかし，「適切な運動指導者がいない」は，高頻度群が 42%に対し，低頻度群では 66%と低頻度群において有意に高率であった（図 3）[11]．

医師を対象とした糖尿病運動療法調査成績は以下のようにまとめることができる[9,11]．

①食事療法指導は初診患者のほぼ全員に行われているが，運動療法指導は約半数と「較差」が存在した．

②専門医では一般内科医と比較して，スタッフや指導システムなどの面で，食事療法・運動療法の指導が若干充実していた．

③運動療法指導が十分に行われていない理由として，診察時における指導時間，診療報酬，適切な指導者，運動設備，日本糖尿病学会編集のテキストなど，いずれも不足していることが指摘された．

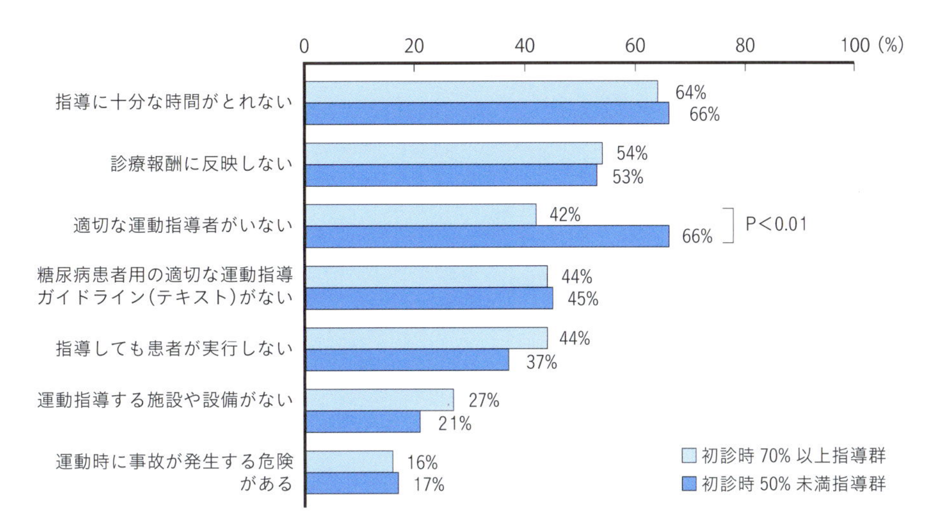

図 3　運動療法指導を行うにあたっての問題点（複数回答）（文献 11 より）
運動療法指導の阻害因子として，「適切な指導者がいない」が想定される

3　糖尿病患者を対象とした調査成績

医師側を対象とした調査において，糖尿病運動療法は食事療法と比較して，専門医においても指導率が低く，指導スタッフが少ないなど，今後改善すべき点が明らかとなった．そこで，これらの問題点の解決のためには，患者側に対しても糖尿病運動療法の実施状況について実態把握を行う必要性が生じた[10)]．

1）対象と方法

対象は協力が得られた全国の医療施設（20 病院，16 診療所）糖尿病外来に通院中の糖尿病患者 5,100 人である．このうち，同意の得られた 4,176 人（61 ± 12 歳，回収率：81.9％）を解析対象とした．対象患者の 90％は薬物療法中であり，血糖のコントロール状態に関しては，HbA1c 6.9％未満が 36％，6.9％以上が 64％であった．罹病年数 5 年以上の症例が 72％を占めた[10)]．

2）診察時の食事療法・運動療法の指導

診察時に運動療法の指導を受けている患者は，食事療法とほぼ同率であった．しかし，「受けたことがない」が約 30％も存在し，食事療法の 10％より高率であった．

「だれから指導を受けているか」に関して，医師より運動療法指導を受けている患者が約 65％と食事指導の 76％が管理栄養士・栄養士により行われているのに比べ，運動指導では医療スタッフの関与が少なかった．ことに健康運動指導士 15％，理学療法士 4％と運動療法指導の専門家の参画が少なかった（図 4）．

運動療法指導を受けたことのある患者を対象に，運動指導内容について調査した．「運動種目の指導があった」44％，1 回 30 分歩行を行うといった「運動時間について具体的な指導があった」は 36％，「運動頻度の指導があった」は 20％，「運動強度の指導があった」は 16％と，指導内容を記憶している患者はかならずしも多くなかった[10)]．

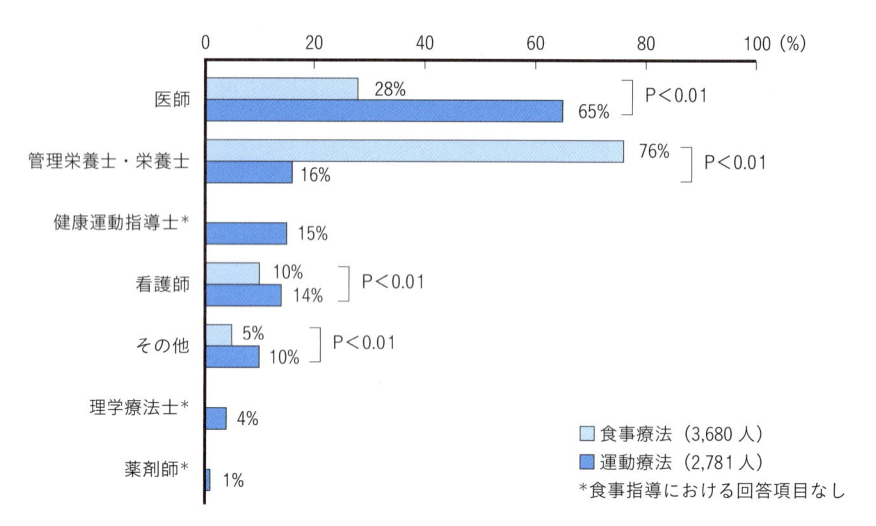

図 4　だれから食事指導・運動指導を受けているか（複数回答）（文献 10 より）
食事指導に比べ，運動指導には医療スタッフの関与が少ない

3）運動療法の実施状況，種目

運動療法の実施者は 52％と約半数にとどまり，「以前は行っていたが，いまはやっていない」が 14％，「運動療法はしていない」が 34％であった[10]．

運動療法として実施している運動種目（複数回答）では，歩行が 78％と圧倒的に多く，次いで，自転車（15％），筋力トレーニング（13％），ジョギング（10％），ゴルフ（9％），水泳（9％），ラジオ体操（7％）となっていた[10]．

運動療法の実施場所として，民間や市町村，医療施設の運動施設の利用者は少なく，74％が特別な施設を利用していなかった[10]．

運動療法を行っている理由としては，「糖尿病をよくしたい」「体重を減らしたい」「筋力を維持（転倒防止）したい」「老化を防ぎたい」「楽しい」「認知症防止」「運動が好き」「医師が勧める」などが挙げられた[10]．

運動療法を継続するために必要（重要）な事項として，「時間」60％，「家族」25％，「友人・仲間」21％，「施設や設備」「医師の指導や励まし」がそれぞれ 20％であった[10]．

4）運動療法を行っていない理由

運動療法を実施していない理由としては，「運動する時間がない」が 41％と，前述した“運動療法の継続に必要な事項”として挙げられた「時間」が第一の要因となっていた[10]．したがって，通勤時にバスや地下鉄を一駅手前で降りて歩く，エレベーターの代わりに階段を上り下りするなど，多忙な日常生活のなかでも実施可能な運動を指導すべきと思われる[1, 2]．

次に，「運動をすると痛くなるところがある」という運動器の症状が訴えられた（ロコモティブシンドローム）．運動指導者のなかには，運動生理学的な効果発揮を重視する立場から中高強度の運動を推奨する事例も少なくない．しかし，メタアナリシスによれば，HbA1c の低下（血糖コントロール状態の改善）は，運動量（運動時間）の増加と関連があり，運動強度とは相関がないと報告されている[14]．したがって，患者各個人の病状，合併症の重症度，年齢，性別，体力などを十分考慮に入れ，軽・中等強度を中心に，テーラーメイドな指導を行わなければならない[1,2]．

その他，「運動指導を受けたことがない」「そもそも運動をする気がない」「運動が嫌い」という訴えもあり，行動科学的なアプローチも活用し，「前熟考期（無関心期）」「熟考期（関心期）」「準備期」「実行期」「維持期」という各患者のステージ（期）に応じた指導が望まれる[1]．

5）運動療法実施群と非実施群に分類した検討

患者質問紙調査回答者 4,176 人中，運動療法の項目について回答した 3,685 人を運動療法実施群 1,926 人（52%），非実施群 1,759 人（48%）に分け，検討を加えた[12,13]．

実施群は年齢がやや高く（実施群 vs 非実施群：61 歳 vs 59 歳），罹病歴が長く，BMI がやや低かった（24.0 kg/m^2 vs 24.7 kg/m^2）．

治療方法に関して，実施群ではインスリン使用者が少なく（33% vs 38%），薬物療法を受けていない患者が多かった（15% vs 11%）．

HbA1c 6.8%以下が実施群では 39%，非実施群では 33%と，実施群では血糖コントロール良好者が多かった．

運動療法指導頻度に関して，実施群のほうが指導頻度が多く，実施群では健康運動指導士による指導が多かった（18% vs 11%）．

運動を自分で行うことやスポーツ観戦に関して，運動療法実施群では，運動実施・スポーツ観戦いずれも，非実施群より「好き」な人が多かった．

身体活動量に関して，仕事，家事，余暇時間の運動，いずれも実施群のほうが活動量が多かった．また，身体活動量の多い群では血糖コントロール良好な者が多かった[12]．

運動療法実施に影響を与えている要因に関して，実施の有無を従属変数とした多変量解析（2 項ロジスティック回帰分析）を行った（表）[12]．運動療法の指導を「ほぼ毎回受けている」「2〜5 回に 1 回受けている」患者は，受けていない患者に対する運動療法実施のオッズ比が 1.79〜1.89 であった．

歩行・ジョギング・筋トレなど運動の種類，運動の頻度，1 回 30 分など運動時間に関して指導を受けた患者のオッズ比は，それぞれ 1.32，1.60，1.63 と，運動療法の指導がより具体的で丁寧であった症例の実施率が高かった．そのほか運動療法実施に影響を与える要因として，生活状況のなかで，運動療法実施者は，運動実施・観戦がともに「好き」であり，余暇の活動量も多かった[13]．

患者側へのアンケート調査成績は下記のようにまとめることができる[10,12,13]．

①診察時に運動指導を受けている患者は食事療法とほぼ同等であったが，「受けたことがない」者が 30%も存在し，食事療法の 10%より高率であった．

②医師より運動指導を受けている患者が 65%と，医療スタッフ（管理栄養士・健康運動指導士など）による指導は少なかった．

③運動療法を実施している患者は約半数であった．運動療法を行っていない理由としては，「多忙」「運動器症候群」が挙げられた．

表　運動療法実施に影響を与えている要因（文献12より）

	オッズ比 （95％信頼区間）	P value
インスリンを使用していない（基準：インスリンを使用している）	1.21（1.00〜1.47）	0.011
診察時の運動療法指導頻度（基準：受けたことがない）		
ほぼ毎回受けている	1.79（1.28〜2.51）	0.001
2〜5回に1回程度	1.89（1.40〜2.56）	<0.001
6〜10回に1回程度	1.24（0.95〜1.63）	0.118
1年に1回程度	1.23（0.97〜1.55）	0.086
運動種類の指導を受けた（基準：受けていない）	1.32（1.08〜1.61）	0.008
運動頻度の指導を受けた（基準：受けていない）	1.60（1.24〜2.06）	<0.001
運動時間の指導を受けた（基準：受けていない）	1.63（1.32〜2.01）	<0.001
運動実施が好きである（基準：嫌い）		
好き	4.85（2.97〜7.93）	<0.001
どちらかといえば好き	2.81（1.72〜4.61）	<0.001
どちらともいえない	2.18（1.33〜3.58）	0.002
どちらかといえば嫌い	1.77（1.07〜2.93）	0.025
仕事・家事3〜5 METs（基準：なし）		
30分	1.50（1.14〜1.96）	0.003
1時間	2.31（1.77〜3.03）	<0.001
2時間以上	1.70（1.29〜2.25）	<0.001

注）2項ロジスティック回帰分析による　従属変数：運動療法非実施群＝0，運動療法実施群＝1

4　糖尿病運動療法の実態と今後の展望

今回のアンケート調査の結果，糖尿病診療現場での運動療法の実施状況や指導体制は，食事療法と比較して「較差」のあることが判明した．この要因として，医療保険制度による診療時間・診療報酬の問題に加えて，運動指導スタッフや設備などが不十分である点が挙げられる．また患者側でも，日常生活が多忙，運動器疾患に罹患，運動指導者の不在などの要因が判明した．一方で，運動療法が普及しない背景として，「患者は運動が好きでない」と医師側は考えているが，患者調査では，運動療法実施群の64％において運動が「好き」「どちらかといえば好き」となっており，医療者側と患者側との意識の相違も明らかとなった[9〜11]．

運動療法の指導，ことに「前熟考期」「熟考期」の患者では，食事指導と同様，糖尿病および運動療法の効果に関する十分な知識が必要であり，実技指導も行われることが望まれる．そのためには，専門知識と熟達した経験を有する指導スタッフが欠かせない．しかし，食事療法における管理栄養士に相当する健康運動指導士は国家資格でないことも一因となり，医療現場で活躍する機会がかならずしも多くない．また，理学療法士はリハビリテーション指導に多忙で糖尿病運動療法への参画は少ない現状にある[1, 10]．

さらに運動指導の設備を有する医療施設はきわめて少なく，スポーツセンターやスポーツクラブなどは「発展途上」であり，医療機関との連携も十分に行われていない[10]．

診療体制・診療報酬など社会保険医療体制の根幹にかかわる事項や，運動指導者養成やスポーツ施設など社会インフラの整備は，日本糖尿病学会レベルではなく，医療界・社会全体で改善を図ることが課題である[10]．しかし，曽根博仁教授（新潟大学大学院）も述べておられるように，今回のアンケート調査結果では，医療者側・患者側双方の意識改革や創意工夫により，運動療法の実施体制や実施状況の改善の余地が残されており，医師のほか，健康運動指導士・理学療法士をはじめとする医療スタッフの積極的な参画が望まれる[1]．さらに，看護師・管理栄養士などにも糖尿病療養指導士や健康運動指導士などの資格を取得いただき，運動療法指導の現場での活躍を期待したい．

糖尿病運動療法を推進する立場からは，患者のリハビリテーションの指導（三次予防）を行う理学療法士に加えて，特定健診・特定保健指導（一次予防）や糖尿病・高血圧など生活習慣病の運動療法の指導（二次予防）を行う健康運動指導士の国家資格認定が要望される．

また運動療法指導に関しては，医療保険で「生活習慣病指導管理料」が医療機関に認められているが，薬剤の「調剤料」に相当するスポーツ施設に対する「運動指導料」の診療報酬加算も望まれるところである．

なお，患者にも理解できる「糖尿病運動療法指導用テキストがない」という調査結果をふまえ，委員会メンバーを中心に糖尿病運動療法のテキスト「糖尿病運動療法指導マニュアル」（南江堂）[1]を刊行した．糖尿病運動療法指導現場での活用をお願いしたい．

2017 年 9 月 24 日に開催された J-DOIT3 成果報告会の結果でも，強化療法群では，生活習慣指導，ことに運動療法により HDL コレステロールレベルが従来治療群に比べて有意に上昇しており[15]，運動療法の重要性が再確認された．

日本糖尿病学会に運動療法に関する調査研究委員会が再び設置され，「糖尿病食事療法のための食品交換表」[5]に相当する日本糖尿病学会編・著の「糖尿病運動療法ガイドライン（テキスト）」策定・刊行の早期実現を祈念する．なお，ガイドライン刊行は「糖尿病運動療法指導料」の社会保険医療における診療報酬加算実現にも寄与するものと思われる．

おわりに

わが国の糖尿病運動療法の実態に関して，日本糖尿病学会運動療法委員会の調査成績を紹介するとともに，今後の展望についても考えるところを述べた．食事療法との「較差」是正に寄与できれば幸いである．

運動療法委員会委員および質問紙調査にご協力いただきました各位に深謝いたします．

●文献

1) 佐藤祐造，田村好史・他：糖尿病運動療法指導マニュアル（佐藤祐造編）．南江堂，2011，pp. 1〜89.
2) 佐藤祐造：内科学第 11 版（矢崎義雄総編集）．朝倉書店，2017，pp. 183〜186.
3) Colberg, S, R., Rubin, R. R. et al. : Exercise and type 2 diabetes : the American College of Sports Medicine and the American Diabetes Association : joint position statement executive summary. *Diabetes Care*, **33** : 2692〜2696, 2010.
4) American Diabetes Association : Lifestyle management. *Diabetes Care*, **40** : S37〜S38, 2017.
5) 日本糖尿病学会編・著：糖尿病食事療法のための食品交換表（日本糖尿病学会編）．第 7 版，日本糖尿病協会・文光堂，2013，pp. 1〜122.
6) 日本糖尿病学会編・著：糖尿病診療ガイドライン 2016（日本糖尿病学会編）．南江堂，2016，pp. 67〜81.
7) 日本糖尿病学会編・著：糖尿病治療ガイド 2016-2017（日本糖尿病学会編）．文光堂，2016，pp. 45〜47.
8) Kamiya, A., Sato, Y. et al. : A clinical survey on the compliance of exercise therapy for diabetic outpatients. *Diabetes Res Clin Pract*, **27** : 141〜145, 1995.
9) 佐藤祐造，曽根博仁・他：委員会報告　わが国における糖尿病運動療法の実施状況（第 1 報）—医師側への質問紙全国調査成績—．糖尿病，**58**：568〜575，2015.
10) 佐藤祐造，曽根博仁・他：委員会報告　わが国における糖尿病運動療法の実施状況（第 2 報）—患者側への質問紙全国調査成績—．糖尿病，**58**：850〜859，2015.

11) Sato, Y., Kondo, K. et al. : Situation of exercise therapy for patients with diabetes mellitus in Japan—a nationwide survey. *Diabetology Int*, **3** : 86〜91, 2012.
12) Arakawa, S., Sato, Y. et al. : The factors that affect exercise therapy for patients with type 2 diabetes in Japan: a nationwide survey. *Diabetology Int*, **6** : 19〜25, 2015.
13) 荒川聡美, 佐藤祐造・他：糖尿病診療における食事療法・運動療法の現状ー糖尿病患者の全国調査集計成績ー. 糖尿病, **58** : 265〜278, 2015.
14) Umpierre, D., Ribeiro, P. A. B. et al. : Volume of supervised exercise training impacts glycaemic control in patients with type 2 diabetes: a systematic review with meta-regression analysis. *Diabetologia*, **56** : 242〜251, 2013.
15) Ueki, K., Kadowaki, T. et al ; J-DOIT3 study group : Effect of an intensified multifactorial intervention on cardiovascular outcomes and mortality in type 2 diabetes (J-DOIT3) : an open-label, randomised controlled trial. *Lancet Diabetes Endocrinol*, **5** : 951〜964, 2017.

（佐藤祐造・渡邉智之・荒川聡美）

2 疫学からみた糖尿病患者における身体活動の意義

はじめに

糖尿病治療の目的は,「血糖,体重,血圧,血清脂質の良好なコントロール状態を維持し,細小血管障害,大血管障害といった合併症の発症,進展を防止し,健康な人とかわらない日常生活の維持,健康な人とかわらない寿命を確保する」ことである.近年,糖尿病に対する薬物療法の進歩は目覚ましく,さまざまな作用機序の薬剤が開発され,薬剤の選択肢が広がり,より患者の病態にあった薬剤を選択しやすくなった.しかし,治療の基本である食事療法や運動療法が不十分だと,薬剤の効果が十分には発揮されない点が,治療において難しいところである.適切な食事療法や運動療法の継続は,血糖だけでなく,体重や血圧,脂質のコントロールにもよい影響をもたらすことがわかっている.

ここでは,疫学的な面からみた糖尿病患者における運動および身体活動の意義と,近年のわが国の糖尿病および糖尿病運動療法・身体活動についての状況や今後の課題について述べる.

1 糖尿病と運動療法に関するエビデンス

糖尿病患者において,運動と糖尿病のコントロールや合併症のリスク,および予後との関連が示されている.米国の Gregg ら[1] は,18 歳以上の糖尿病患者 2,896 人の 8 年間の追跡調査で,1 日 2 時間以上歩行する患者は,それ未満の患者に比べ全死亡が 39%,心血管死亡率が 34% 低かったと報告した.2 型糖尿病と運動療法に関するメタアナリシスのうち,Umpierre ら[2] は,有酸素運動,あるいはレジスタンス運動,または両方の運動を 12 週間以上行った 47 件 8,538 人の RCT(ランダム化比較試験)を解析した.HbA1c は,監視下での運動(23 の試験)ではコントロール群に比べ 0.67% 低下していた.運動の種類で分けると,有酸素運動で 0.73%,レジスタンス運動で 0.57%,両方を行うと 0.51% の低下であった.運動の時間については,週 150 分未満の運動群では 0.36% の低下だったが,150 分以上運動した群では 0.89% と大幅に低下していた.また,助言のみの 24 の介入試験では,運動に対する助言のみでは HbA1c の有意な改善はなく,食事療法の助言と同時に行うことで 0.58% の改善がみられた.

糖尿病患者の身体活動と心血管疾患発症や全死亡のリスクとの関係を検討した Kodama ら[3] のメタアナリシスでは,身体活動の最も少ない群(ほとんどが 1 日 30 分未満の運動時間)と比べ,最も多い群(多くが 1 日 30 分以上の運動時間)の心血管疾患発症のリスクが約 30%,全死亡のリスクは約 40%,それぞれ有意に減少していた.

日本での前向き研究には,Japan Diabetes Complications Study(JDCS)[4] がある.国内 59 カ所の糖尿病専門施設の外来通院中の 2 型糖尿病患者を対象に,日常生活や仕事とは別に,余暇時間に実施した運動の種類と時間が調査され,算出した運動量により対象者 1,072 人を三分位に分けて約 8 年間追跡・検討したところ,最も運動量の多かった 1/3 の患者では,最も少ない 1/3 の患者と比較して,脳卒中と全死亡のリスクがいずれも約半分に減少していた(図 1).脳卒中リスクの低下は,血糖・血圧・血清脂質・肥満度などの関連因子で補正すると有意差が

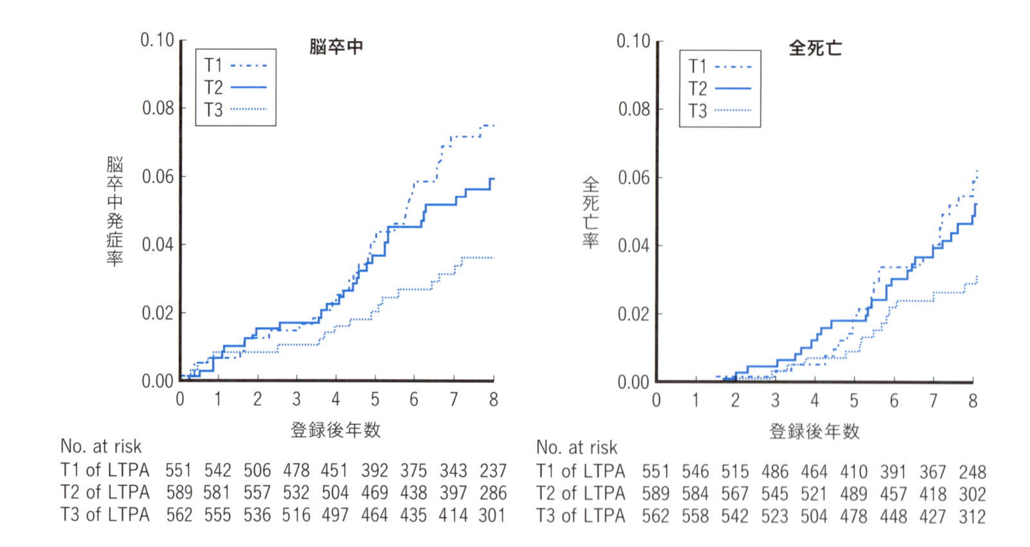

図1　余暇の身体活動量（LTPA）による三分位別の脳卒中（左），全死亡（右）発症リスクのカプランマイヤー曲線（T1：最低群，T2：中間群，T3：最高群）（文献4より）

なくなるため，運動がこれらの因子の改善を通じて脳卒中のリスクを低下させていた可能性が考えられた．しかし，全死亡リスクの低下はこれらの因子の関与だけで説明ができなかったことから，運動が既知の心血管リスク因子以外のメカニズムで寿命の延長に関与している可能性が示された．

持久運動能力の高い人は糖尿病発症のリスクが低いこと，さらに持久運動能力の向上も糖尿病発症リスクを下げることはSawadaらの東京ガス研究[5,6]で報告されていたが，糖尿病発症後の患者においても合併症予防や寿命延長に寄与する可能性が考えられている．米国の糖尿病男性患者2,196人に運動負荷試験を行った前向き観察研究（The Aerobic Center Longitudinal Study）[7]では，全死亡のリスクは持久運動能力と逆相関を示した．

近年，レジスタンス運動の有用性が注目されており，Schwingshacklら[8]のメタアナリシスでは，有酸素運動とレジスタンス運動の併用は有酸素運動単独およびレジスタンス運動単独と比べ，HbA1cのMD（mean difference）がそれぞれ−0.17%（p=0.02）および−0.62%（p=0.0002）であり，併用により有効性が高まることが示された．

2　運動療法における代謝改善作用

2型糖尿病の病態は，インスリン分泌不全とインスリン抵抗性であるが，患者ごとにそれぞれの占める割合が異なっている．一般に，過体重の人ではインスリン抵抗性の占める割合が高く，痩身の人ではインスリン分泌不全の占める割合が高くなるが，過体重でも相対的インスリン分泌不全があり，痩身でもインスリン抵抗性が多少は関係している．

運動療法は骨格筋におけるインスリン抵抗性を改善する．Tamuraら[9]は，肝臓や骨格筋の異所性脂肪（脂肪肝・脂肪筋）とインスリン抵抗性への，食事療法・運動療法の意義を検討している．2型糖尿病の教育入院患者14人を食事療法単独または食事療法＋運動療法群に分け，介入前後でプロトン核磁気共鳴スペクトロスコピー（^{1}H-MRS）で脂肪肝・脂肪筋を定量評価し，高インスリン正常血糖クランプに経口糖負荷を組み合わせて末梢インスリン感受性と肝糖取り込み率を測定した．両群とも約30％脂肪肝が改善し，肝糖取り込み率は増加した．脂肪筋は，食事療法＋運動療法群で19％改善して末梢インスリン感受性が57％増加したが，食事療法単独では脂肪筋と末梢インスリン感受性に有意な変化はなかった．脂肪筋の増減は身体活動度の増減と負の相関があったことから，食事療法は脂肪肝減少による代謝の改善を，運動は脂肪筋減少による骨格筋のインスリン抵抗性の改善をもたらすと考えられ，食事療法・運動療法の併用により血糖の改善効果が得られやすい理由のひとつと考えられる．

3 「運動」＋「生活活動」＝「身体活動」

運動ばかりがからだを動かすことではない．「運動」とは，スポーツやフィットネスといった計画的・意図的な活動を指す．実際は日常生活における労働，家事，通勤などでもからだを動かしており，これらを「生活活動」という．「運動」と「生活活動」をあわせたものを「身体活動」といい，エネルギー消費が安静時より大きいすべての動きを指している．

身体活動は，強度によりメッツ（metabolic equivalents：METs）という運動単位で表され，これは安静状態でのエネルギー代謝量を1 METsとしたとき，それぞれの活動が安静時の何倍のエネルギー消費になるかを示している．これを用いれば，運動，生活活動，歩行のように，目的や活動形式が異なるものでも運動強度や運動量の比較・換算が容易であり，ちょうど食事療法における食品交換表のような使いかたができる．厚生労働省の「健康づくりのための身体活動基準2013」[10]にも取り入れられている．詳細なものは，国立健康・栄養研究所のホームページでダウンロードできるが，一部抜粋したものを表に示す．

運動量は「運動強度（METs）」と「運動時間」の積で表され，たとえば，普通歩行の運動強度は3METsとされているが，これで1時間歩いた場合の運動量は3 METs時（METs-hour）となる．これにより，体重とは無関係に運動強度や運動量を表すことができ簡便である．従来のエネルギー消費量を求めたいときは，消費エネルギー（kcal）＝1.05×METs時×体重（kg）で計算が可能である．

前述したJDCS[4]で，脳卒中や全原因死亡リスクが半減していた運動量上位1/3の1日運動量は2.2 METs時以上（15.4 METs時/週以上の者，平均36.8 METs時/週）となっており，たとえば時速5.6 kmの速歩（運動強度4.3 METs）に換算すると約1日30分以上，時速4 km前後の歩行（運動強度3 METs）であれば約1日45分以上の群となる．この群の平均は速歩では1日73分，普通歩行では105分に相当した．運動量下位1/3は1日0.53 METs時未満（3.7 METs時/週未満の者，平均0.8 METs時/週）で，前述の歩行に換算すればそれぞれ1日7分程度未満，10分程度未満の群となり，この群の平均が普通歩行で2.3分となるため，「運動」はほとんどしていなかったと考えられる．

4 「不活動」の減少から「身体活動量」の増加へ

近年，「運動」を行うことに限らず，「不活動の時間」を減らし「生活活動」を増やすことで，「身体活動量」全体を増加させることも重視されている．米国糖尿病学会（American Diabetes

表　主なな歩行，生活活動，運動のMETs表（文献10より抜粋・改変）

メッツ	歩行	同強度の生活活動	同強度の運動
1.8		立位（会話，読書），皿洗い	
2	ゆっくり歩行（平地53 m/分未満，家のなかなど）	料理，洗濯，洗車，子どもを抱えながら立つ	
2.3		ガーデニング，動物の世話，ピアノ演奏	ストレッチング，全身を使ったテレビゲーム
2.5		植物への水やり，子どもの世話，仕立て作業	ヨガ，ビリヤード
3	普通歩行（平地67 m/分）子どもや犬を連れて歩行	家財道具の片づけ，子どもの世話（立位），電動アシスト付き自転車に乗る	ピラティス，太極拳，ボウリング，バレーボール，社交ダンス（ワルツ，タンゴ）
3.5	歩行（平地75〜85 m/分）	モップ，床磨き，楽に自転車に乗る	軽い筋肉トレーニング ゴルフ（カート使用）
4		自転車（16 km/時未満）子どもと遊ぶ，動物の世話（徒歩/走る，中等度），ゆっくり階段を上る，介護，屋根の雪下ろし	卓球，パワーヨガ ラジオ体操第1
4.3	やや速歩（平地93 m/分）	苗木の植栽，農作業	ゴルフ（クラブを担いで運ぶ）
4.5		耕作	水中歩行，ラジオ体操第2
5	かなり速歩（平地，速く107 m/分）	動物と遊ぶ（歩く/走る　活発に）	野球，バレエ（モダン，ジャズ）
6	ゆっくりジョギング	スコップで雪かき	バスケットボール，パワーリフティング，のんびり水泳
8		重い荷物の運搬	サイクリング（20 km/時）
9			ランニング（139 m/分）
10			水泳（速いクロール69/分）

Association：ADA）では，毎年「Standards of Medical Care of Diabetes」をrecommendationとして学会誌「Diabetes Care」に掲載し，また米国スポーツ医学会（American College of Sports Medicine：ACSM）とADAが数年に一度，さらに細かい内容まで記載したJoint Position Statementを発表している．2015年のADAによる身体活動のrecommendation[11]から，不活動の時間を減らすため「breaking-up：90分以上座位を続けたら，一度それを断ち切ること」が加わり，2016年に発表されたADAのPosition Statement[12]では「30分ごとに短時間（5分以下）の軽い身体活動」をするよう推奨された．それを受け，2017年のADA「Standards of Medical Care of Diabetes」[13]でも同様に記載されている．これまで，「身体不活動」に関する研究はほとんどなかったが，2009年にWHOが「死に至る危険因子」として，高血圧・喫煙・高血糖・身体不活動を挙げてから注目されるようになった．「身体不活動」は，体重増加や肥満のもととなり糖尿病発症へとつながるため，基礎医学の分野でも身体不活動と骨格筋機能（インスリン抵抗性）との関連などの研究[14]が進められている．2005年にLevineら[15]が，やせている人（平均BMI 23 kg/m^2）では肥満の人（平均BMI 33 kg/m^2）に比べ座位の時間が164分/日短く，逆に立っているか動いている時間が152分/日長かったと報告している．ここでの座位の時間，あるいは立っているか動いている時間は，Ravussin[16]の提唱した，意図しない身体活動によるエネルギー消費率（non-exercise activity thermogenesis：NEAT）と定義され，「生活活動」と同義と考えられるが，NEATの減少が消費エネルギーの減少，体重増加，肥満に影響を与えることが明らかになっている．

戦後日本では，自動車登録台数と糖尿病有病率の増加度が並行していたが，これはまさしく文明の利器による「NEAT＝生活活動」の減少をみているものと考えられる．

5　血圧や脂質コントロールと「運動」「身体活動」

糖尿病患者の治療目的は，合併症の発症・進展抑制による健康寿命の確保である．その実現において血糖の管理だけでは不十分で，血圧や脂質の管理も並行する必要がある．実際に，高血圧や脂質異常を合併した糖尿病患者は非常に多い．

高血圧を合併した糖尿病患者では，食事療法・運動療法でインスリン抵抗性改善や減量とともに血圧の改善が期待される．糖尿病患者に限らず高血圧患者全般向けではあるが，特に，有酸素運動の降圧効果は確立されている．逆に身体活動の低下は心血管病のリスクを上げており，運動による酸素摂取量の増加，血管内皮機能の改善などが心血管病のリスク軽減に関与する可能性が推測されている．過度の血圧上昇を避けるため中強度の運動を少なくとも 10 分以上，1 日合計 30 分以上を週 3 回以上が推奨されている[17]．

脂質代謝の改善には有酸素運動が有効で，HDL コレステロール（HDL-C）の増加効果に関する報告が比較的よくみられる．Kodama ら[18]は，15 分以上の有酸素運動を 8 週間以上継続した運動群と非運動群を比較した 25 の RCT のメタ解析を行い，運動療法によって HDL-C が有意に増加することを示した．脂質代謝異常に対する運動療法指針でも高血圧同様，有酸素運動を中心に（筋肉量の低下している高齢者では軽いレジスタンス運動の併用を勧める），中強度(3 METs から個々人の体力に合わせて)，1 日合計 30 分以上を週 3 回からできれば毎日行うことを推奨している[19]．

また，「運動」以外の「生活活動」においても動く時間を増やし座位の時間を減らすことがともに推奨されており，総合的には糖尿病で勧めている運動療法や身体活動における方針と類似，あるいは共通する部分が大きい．

6　高齢糖尿病患者における運動・身体活動

糖尿病患者においても高齢化は進んでおり，高齢者ほど耐糖能異常の占める割合が高い．

高齢の糖尿病患者は，若いときから糖尿病があったのか，高齢になってから診断されたのかによっても合併症を含めた身体的状況は異なり，若年者とは違う面にも目を向ける必要がある．そのなかで，高齢糖尿病患者における運動療法や身体活動量維持・増進の効果は，血糖など代謝異常の是正だけでなく，心血管疾患の発症抑制，ADL の維持，認知機能障害の進行抑制に有効とされている．従来からの有酸素運動や軽いレジスタンス運動に加え，2010 年の ACSM と ADA による「Joint Position Statement」[20]，2016 年の ADA による「Position Statement」や 2017 年の「Standards of Medical Care of Diabetes」では，柔軟トレーニングやバランストレーニングも推奨している．これらの運動は血糖コントロールには直接影響しないが，柔軟トレーニングでは関節可動域の改善が期待できる．また Morrison ら[21]が，平均 62 歳の 2 型糖尿病患者で 6 週間のバランスおよびレジスタンストレーニングによる転倒リスクへの影響を検討したところ，糖尿病患者は対照群に比べバランス能力や反応時間が低下しており姿勢動揺が大きかったが，6 週間のトレーニング後，下肢筋力や反応時間，姿勢動揺が改善したことから，転倒リスクの減少につながると報告した．ほかにも類似の研究がみられ，前述したADAのrecommendationなどでは，ヨガやタイチーも柔軟性・筋力・バランス能力の改善に役立つとしている．定期的な運動および身体活動量の増加は，認知機能低下の抑制にも有効であるといわれている．

高齢者において，さまざまな運動を組み合わせた運動療法や，生活活動量を減らさないように心がけて「身体活動」の量全体を増やしていくことは，血糖コントロールだけでなく，転倒予防，認知機能低下の抑制など多岐にわたる効果が期待でき，ADLの維持，QOLの改善，生命予後の改善につながることが示唆される．

7　わが国の糖尿病患者と予備群，身体活動状況の変遷

2011（平成23）年に発表された健康日本21の最終評価[22]では，1997（平成9）年と2009（平成21）年との比較で，15歳以上の1日歩数の平均が男性8,202歩から7,243歩，女性7,282歩から6,431歩と男女とも有意に減少していた．この期間に合致する過去10年間に，60～70歳代男性，60歳代女性での糖尿病有病率が有意に上昇していたため，これらの世代に運動習慣や歩数増加を促すことが，糖尿病発症予防・合併症予防につながるとし，当時の課題とされた．歩数減少の原因については，個人の身体活動に対する認識・知識・意欲，置かれている地理的・インフラ的・社会的環境や地域・職場での社会支援の変化が原因のひとつと考えられるため，個人への啓発のほか自治体や職域の住環境・就労環境の改善，社会的支援の強化が必要と評価された．

それから5～6年が経過し，厚生労働省が発表した最も新しい2016（平成28）年の国民健康・栄養調査の概要[23]によると，20歳以上の成人で「糖尿病が強く疑われる者：HbA1c 6.5％以上または糖尿病治療あり」の割合は12.1％（男性16.3％，女性9.3％），「糖尿病の可能性が否定できない者：HbA1c 6.0％以上6.5％未満で糖尿病治療あり以外」の割合は12.1％（男性12.2％，女性12.1％）であった．人数では，「糖尿病が強く疑われる者」と「糖尿病の可能性が否定できない者」はともに約1,000万人に達し，「糖尿病の可能性が否定できない者」は2007（平成19）年の1,320万人以降漸減傾向にあるが，「糖尿病が強く疑われる者」は年々増加傾向であった（図2）．

肥満者（BMI $\geqq$ 25 kg/m^2）の割合は男性31.3％，女性20.6％でこの10年は有意差がなかった．歩数（平均値）の状況は，男性6,984歩，女性6,029歩で，こちらもこの10年では有意な増減はないとされているが，少なくとも増加はしていない（図3）（2003（平成15）年の歩数は男性7,503歩，女性6,762歩．ただし，2011（平成23）年以前は100歩未満と5万歩以上を含む集計[24]）．都道府県別に年齢調整後，四分位に分けて比較すると男性のBMIと歩数では上位群と下位群に有意差がみられた．また，男女とも歩数の少ない県では，BMIが高い群に属する傾向があり，日常の身体活動と肥満度の関連が疑われる．

糖尿病発症予防についても，糖尿病患者と同様に運動と生活活動をあわせた身体活動の増加が有効であるといわれており，将来の糖尿病発症を予防するには，比較的若い世代のうちから「運動」や「生活活動」の増加，座位など「不活動」の減少に向けた努力をすることで身体活動量を確保する習慣をつけることが重要と思われる．

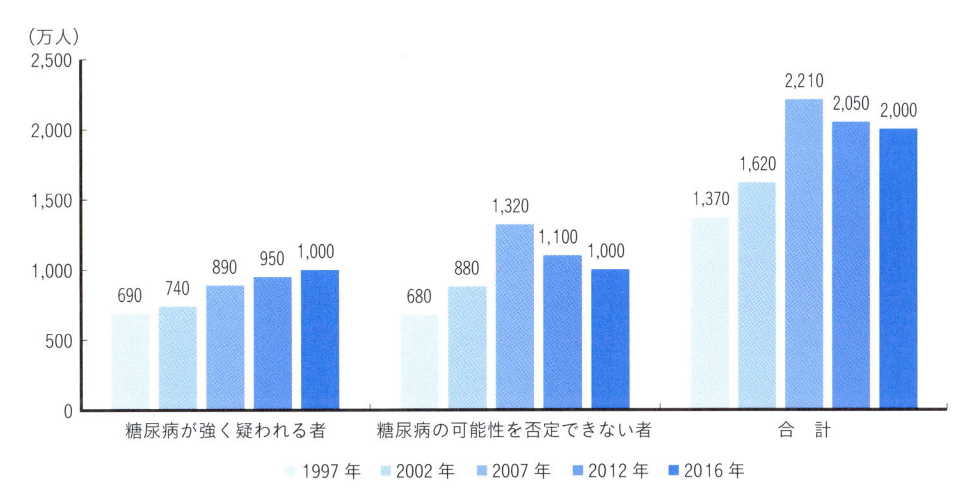

図 2　「糖尿病が強く疑われる者」と「糖尿病の可能性を否定できない者」の推計人数の年次推移（厚生労働省：平成 28 年「国民健康・栄養調査」結果の概要．2017 より作成）

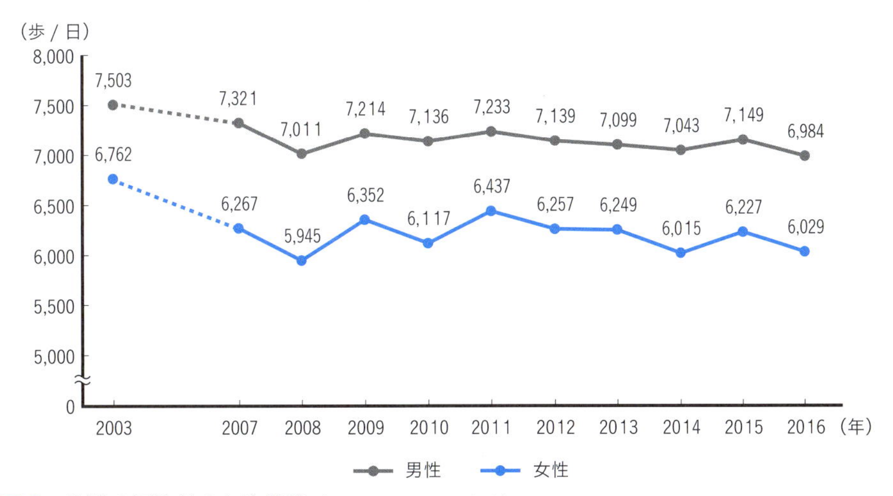

図 3　歩数の平均値の年次推移（文献 23・24 より作成）

8　わが国における糖尿病運動療法の現状とこれから

佐藤および荒川らは，糖尿病運動療法の実施に関する紙面調査を全国の糖尿病専門医・一般内科医の計 403 人[25]と患者 4,176 人[26, 27]に対して行った（詳細は第 I 部第 1 章参照）．医師への調査では，食事療法はほとんどすべての初診患者に行っていたが，運動療法は専門医・一般内科医とも 40％前後の実施率であった．しかし一般内科医ではもちろん，専門医でも運動指導専任スタッフの配置が 17％と少なく，実質的指導はほぼ行われていないこともわかった[25]．荒川ら[26]と佐藤ら[27]は同じ集団で患者側の要因を検討し，身体活動量が多い群で HbA1c 低値が多かったが，運動療法の指導を受ける頻度が少なく，患者も「時間」がなくて運動療法をしていないもしくは継続できていないことを報告した．

おわりに

糖尿病における運動療法，ならびに日常生活での生活活動を増やす，すなわち不活動の時間を減らす（身体活動量を増やす）ことは，血糖コントロールだけでなく，肥満・高血圧・脂質異常症に対しても効果を発揮する．糖尿病合併症の発症・進展の予防だけでなく，高齢者では介護予防やQOL改善効果も大きく，健康寿命の延長をもたらす大きな可能性をもっている．

現在の糖尿病診療では運動療法の実施はまだ不十分であり，患者や予備群の人々も含めて身体活動を増やす行動を継続していけるようサポートすることは，国民の健康上，および医療費抑制の観点からも重要である．糖尿病患者における身体活動増加のエビデンスを生かすため，今後，患者指導に用いる適切な運動指導テキストの作成，診療報酬への反映など，患者・医療者双方にとってよりよい運動指導，運動療法が実行可能な環境づくりが望まれている．

●文献

1) Gregg, E. W., Gerzoff, R. B. et al. : Relationship of walking to mortality among US adults with diabetes. *Arch Intern Med*, **163** : 1440～1447, 2003.
2) Umpierre, D., Ribeiro, P. A. et al. : Physical activity advice only or structured exercise training and association with HbA1c levels in type2 diabetes : a systematic review and meta-analysis. *JAMA*, **305** : 1790～1799, 2011.
3) Kodama, S., Tanaka, S. et al. : Association between physical activity and risk of all-cause mortality and cardiovascular disease in patients with diabetes mellitus : a meta-analysis. *Diabetes Care*, **36** : 471～479, 2013.
4) Sone, H., Tanaka, S. et al. : Leisure-time physical activity is a significant predictor of stroke and total mortality in Japanese patients with type2 diabetes : analysis from the Japan Diabetes Complications Study (JDCS). *Diabetologia*, **56** : 1021～1030, 2013.
5) Sawada, S. S., Lee, I. M. et al. : Cardiorespiratory fitness and the incidence of type2 diabetes : prospective study of Japanese men. *Diabetes Care*, **26** : 2918～2922, 2003.
6) Sawada, S. S., Lee, I. M. et al. : Long-term trends in cardiorespiratory fitness and the incidence of type2 diabetes. *Diabetes Care*, **33** : 1353～1357, 2010.
7) Church, T. S., Cheng, Y. J. et al. : Exercise capacity and body composition as predictors of mortality among men with diabetes. *Diabetes Care*, **27** : 83～88, 2004.
8) Schwingshackl, L., Missbach, B. et al. : Impact of different training modalities on glycaemic control and blood lipids in patients with type2 diabetes : a systematic review and network meta-analysis. *Diabetologia*, **57** : 1789～1797, 2014.
9) Tamura, Y., Tanaka, Y. et al. : Effects of diet and exercise on muscle and liver intracellular lipid contents and insulin sensitivity in type2 diabetic patients. *J Clin Endocrinol Metab*, **90** : 3191～3196, 2005.
10) 厚生労働省：健康づくりのための身体活動基準 2013.
http://www.mhlw.go.jp/stf/houdou/2r9852000002xple-att/2r9852000002xpqt.pdf
11) American Diabetes Association : (4) Foundations of care : education, nutrition, physical activity, smoking cessation, psychosocial care, and immunization. *Diabetes Care*, **38** (Suppl) : S20～S30, 2015.
12) Colberg, S. R., Sigal, R. J. et al. : Physical Activity/Exercise and Diabetes : A Position Statement of the American Diabetes Association. *Diabetes Care*, **39** : 2065～2079, 2016.
13) American Diabetes Association : 4. Lifestyle Management. *Diabetes Care*, **40** (Suppl) : S33～S43, 2017.
14) 眞鍋康子，藤井宣晴：インスリン抵抗性はなぜ起きるのか？ 6. 身体不活動による骨格筋の糖代謝機能低下. 実験医学，**35**（増刊）：239～244，2017.
15) Levine, J. A., Lanningham-Foster, L. M. et al. : Interindividual variation in posture allocation : possible role in human obesity. *Science*, **307** : 584～586, 2005.
16) Ravussin, E. : Physiology. A NEAT way to control weight? *Science*, **307** : 530～531, 2005.
17) 日本高血圧学会高血圧治療ガイドライン作成委員会編：高血圧治療ガイドライン 2014. 日本高血圧学会，2014，p. 42.
18) Kodama, S., Saito, K. et al. : Cardiorespiratory fitness as a quantitative predictor of all-cause mortality and cardiovascular events in healthy men and women : a meta-analysis. *JAMA*, **301** : 2024～2035, 2009.
19) 日本動脈硬化学会編：動脈硬化性疾患予防ガイドライン 2017 年版. 日本動脈硬化学会，2017，pp. 77～79.

20) Colberg, S. R., Sigal, R. J. et al. : Exercise and type2 diabetes : the American College of Sports Medicine and the American Diabetes Association: joint position statement. *Diabetes Care*, **33** : e147〜e167, 2010.
21) Morrison, S., Colberg, S. R. et al. : Balance training reduces falls risk in older individuals with type2 diabetes. *Diabetes Care*, **33** : 748〜750, 2010.
22) 健康日本 21 評価作業チーム：「健康日本 21」最終評価．2011.
http://www.mhlw.go.jp/stf/houdou/2r9852000001r5gc-att/2r9852000001r5np.pdf
23) 厚生労働省：平成 28 年「国民健康・栄養調査」結果の概要．2017.
http://www.mhlw.go.jp/file/04-Houdouhappyou-10904750-Kenkoukyoku-Gantaisakukenkouzoushinka/kekkagaiyou_7.pdf
24) 厚生労働省：平成 27 年「国民健康・栄養調査」調査報告．2017.
http://www.mhlw.go.jp/bunya/kenkou/eiyou/dl/h27-houkoku.pdf
25) 佐藤祐造，曽根博仁・他：委員会報告　わが国における糖尿病運動療法の実施状況（第 1 報）—医師側への質問紙全国調査成績—．糖尿病，**58**：568〜575，2015.
26) 荒川聡美，佐藤祐造・他：糖尿病診療における食事療法・運動療法の現状—糖尿病患者の全国調査集計成績—．糖尿病，**58**：265〜278，2015.
27) 佐藤祐造，曽根博仁・他：委員会報告　わが国における糖尿病運動療法の実施状況（第 2 報）—患者側への質問紙全国調査成績—．糖尿病，**58**：850〜859，2015.

（山田貴穂・曽根博仁）

3 疫学からみた糖尿病患者における筋肉量・筋力の意義

はじめに

筋力や糖尿病神経障害の存在とその程度を定量化した欧米からの先行研究により，糖尿病患者における筋力低下の実態が明らかにされ，特有の合併症である糖尿病神経障害の存在とその重症化によるさらなる筋力低下の事実が示されている[1,2]．加齢に伴って筋肉量や筋力は低下するが，一定水準未満に筋力が低下すると日常生活動作が不可能になる．今後，糖尿病患者の増加ならびに糖尿病患者の高齢化がますます進むことは周知の事実であり，世界の先頭に立って超高齢社会を突き進む日本においては，糖尿病患者の運動器や運動能力に注目する観点が介護予防の面からも必要不可欠である．

本稿では，日本人2型糖尿病患者を対象とした筆者の疫学研究成果をふまえて，疫学からみた糖尿病患者における筋肉量・筋力の意義について解説する．

1　加齢と筋肉量・筋力

1）加齢と筋肉量・筋力に関連した研究

40〜79歳の健常な男性16,379人と女性21,660人の日本人を対象としたYamadaらの横断調査において，40〜44歳から75〜79歳までの35年差で男性では平均10.8%，女性では平均6.4%，四肢筋量が低値であった[3]．また，内臓脂肪については，40〜44歳と比較して75〜79歳の男性が42.9%，女性が65.3%高値であることから，四肢筋肉量の減少は，内臓脂肪の増加によるインターロイキン6（IL-6）や腫瘍壊死因子（TNFα）の分泌増加が関与する可能性を推察している[3]．

20〜88歳の健常な男女610人の日本人を対象とした平澤らの横断調査において，20歳代から80歳代までの60年差で男性では40.8%，女性では50.6%，等尺性膝伸展筋力値（kgf）が低値であった[4]．また，体重で正規化した%等尺性膝伸展筋力値（%）についても，20歳代から80歳代までの60年差で男性では50.6%，女性では52.5%低値であった[4]．

2）筋力の評価に関する研究

筋力評価の方法としては大まかに，徒手的に行う方法（徒手筋力測定法）と機器を用いて行う方法に大別される（図1）．筋力を評価する機器においては，得られる筋力値は信頼性・再現性が高いものの高額かつ大型の等速運動機器から，比較的低価格で運搬性には優れる反面，得られる筋力値は大型の機器よりも劣る徒手筋力計まで幅広くある[5]．徒手筋力計での筋力測定は，検査者側からみても固定にかかる力や熟練度合いなどが関係して，再現性を得るのが難しい[6]．前述した平澤らの調査において使用されている徒手筋力計は徒手固定型だが，固定用ベルトの併用によって再現性・妥当性（大型の機器と同様な筋力値を得られる）を得ることが明らかにされている[7]．後述する筆者の研究に関しても，平澤らの測定方法を参考にし，固定

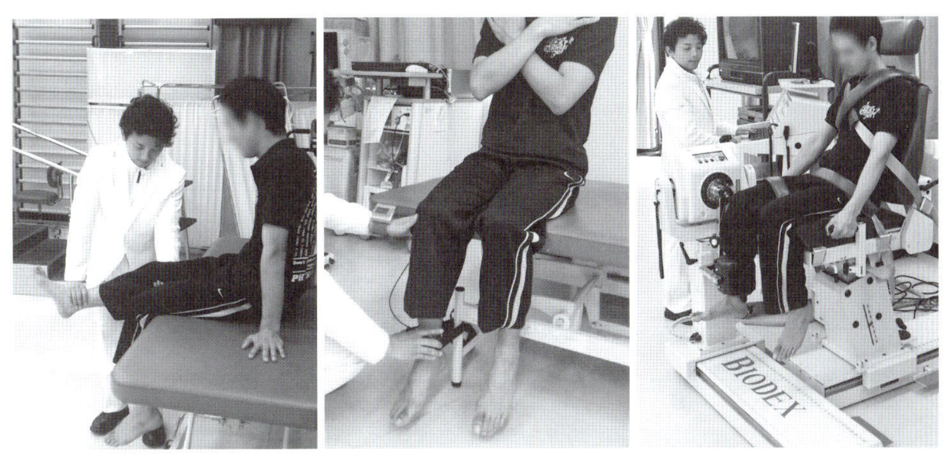

図 1　**膝伸展筋力（大腿四頭筋筋力）の測定風景**
左：徒手筋力検査法による測定，中：徒手筋力計(固定用ベルト付)を用いた測定，右：等速性運動機器を用いた測定

用ベルトを併用して同様の機器を用いて筋力を測定している．

2　下肢筋力と日常生活動作能力

1）等尺性膝伸展筋力と日常生活動作

筋力と日常生活動作能力は密接な関連があり，ある一定以上の筋力の大小では動作能力の可否に影響はないが，一定水準の筋力値（下限閾値）以下では動作の自立が不可能となる[8)]．等尺性膝伸展筋力でみた場合，動作の遂行が困難となりつつある筋力値（自立閾値）は，椅子からの立ち上がりで 0.35 kgf/kg（体重比 35％），階段昇降で 0.50 kgf/kg（体重比 50％），連続歩行で 0.40 kgf/kg（体重比 40％）と報告されている[8)]．さらに，下限閾値は，椅子からの立ち上がりで 0.20 kgf/kg（体重比 20％），階段昇降で 0.25 kgf/kg（体重比 25％），連続歩行で 0.25 kgf/kg（体重比 25％）と報告されている[8)]．

2）加齢性筋力低下と日常生活動作

前述した，日本人を対象として等尺性膝伸展筋力を調査した横断調査[4)]において，筋力値の体重比は，80 歳代男性の平均で 48.5％，60 歳代女性の平均で 50.2％であり，男性では 80 歳代以降，女性では 60 歳代以降で階段昇降が自立閾値の筋力値[8)]に近似している．また，80 歳代女性の筋力値の体重比は平均で 38.6％であり，特に高齢女性では，日常生活動作の自立に必要な筋力の予備能が減少している．

3　米国人高齢糖尿病患者の筋肉量・筋力に関する研究

70～79 歳の非糖尿病者 2,133 人と糖尿病患者 485 人の米国人を対象とした研究（The Health, Aging, and Body Composition Study：Health ABC study）において，非糖尿病群に比較して糖

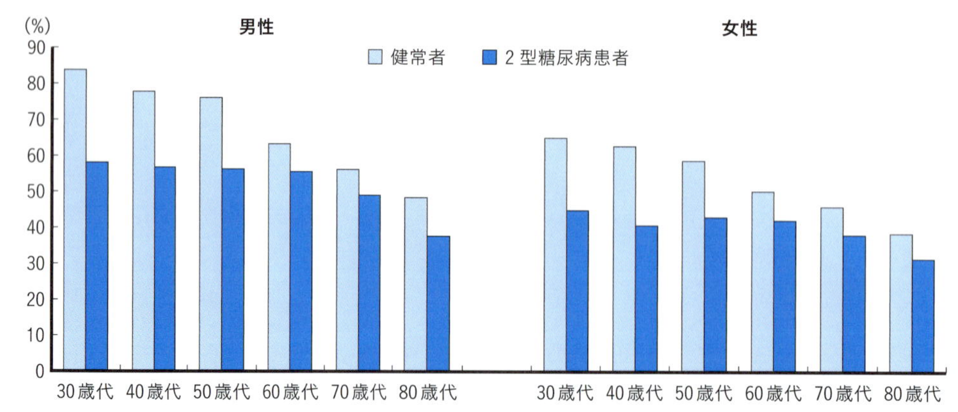

図2　健常者および2型糖尿病患者における性別，年代別での等尺性膝伸展筋力（体重比）の平均値

等尺性膝伸展筋力(体重比)＝等尺性膝伸展筋力(kgf)÷体重(kg)×100

尿病群の下肢筋肉量（kg）は，男性で平均4.4%，女性で平均10%，有意に多かった．一方，筋力そのものの値でみると女性では非糖尿病群と糖尿病群で有意な差はないが，筋肉量で筋力を除した筋力筋量比（Nm/kg）でみると，男女ともに非糖尿病群・糖尿病群の平均はそれぞれ，男性で15.3・14.2，女性で13.0・12.1と糖尿病群の筋力筋量比は有意に低値であった[9]．

さらに，Health ABC studyでは，3年間の変化を追跡し検討している[10]．非糖尿病群の下肢筋肉量（kg）・膝伸展筋力（Nm）・筋力筋量比（Nm/kg）は3年後，平均でそれぞれ－0.23 kg・－12.4 Nm・－1.2減少していたのに対して，糖尿病群では，平均でそれぞれ－0.29 kg・－16.5 Nm・－1.6減少しており，糖尿病群は非糖尿病群に比較して有意により減少していた[10]．また，上肢筋肉量（kg）についても，非糖尿病群では3年後，平均で－0.06 kg減少していたのに対して，糖尿病群では，平均で－0.08 kg減少しており，糖尿病群は非糖尿病群に比較して有意により減少していた．

4　日本人2型糖尿病患者の下肢筋力に関する研究

30歳代から80歳代までの2型糖尿患者を対象に全国30施設の協力により等尺性膝伸展筋力を調査した筆者らのMulticenter survey of the isometric lower-extremity strength in type 2 diabetes（MUSCLE-std）studyの成果をふまえて本項を解説する[11,12]．MUSCLE-std studyでは1,442例を解析対象として，先行研究と同様の測定機器・測定方法にて収集した等尺性膝伸展筋力をもって，筋力損失への多発神経障害の影響や運動の習慣化への筋力の影響を検討している．

1）健常者との筋力の比較

図2は，同様の測定機器・測定方法で収集された健常者の等尺性膝伸展筋力値の平均値[4]とMUSCLE-std studyの全対象の平均値を男女別，年代別に対比させた図である．健常者において，男女ともに高齢になるに従い筋力は低値となる．一方，糖尿病患者においては各年代ともに健常者と比較して筋力の平均値はさらに低値となり，男女ともに30～50歳代において健

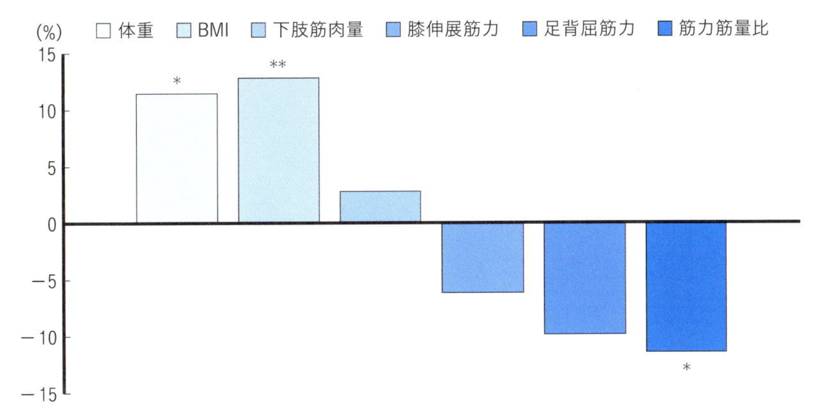

図 3　健常者の数値を基準値とした 2 型糖尿病患者の体重，BMI，下肢筋肉量 (kg)，等尺性膝伸展筋力（kgf)，等尺性足背屈筋力（kgf）および筋力筋量比の割合（文献 13 より）

筋力筋量比＝(等尺性膝伸展筋力(kgf)＋等尺性足背屈筋力(kgf))÷下肢筋肉量(kg)．$^{*}p<0.05$, $^{**}p<0.01$.

常者と糖尿病患者の差が大きい．MUSCLE-std study の対象においては，男女ともに年代とBMI が負の相関をしており，これが健常者と比較して糖尿病患者のほうが 30〜50 歳代で，筋力の平均値の差が大きく見える要因である．筋力は，体格差を補正するために体重で正規化されて使用される場合が多く，幅広い集団で検討する場合には注意が必要である．

2）筋肉量に対する筋力

前述した Health ABC study においては，筋力を筋肉量で除した筋力筋量比を用いて健常者と糖尿病患者を比較し，健常群と比較して糖尿病群で筋力筋量比が低値を示すことを明らかにしている[9, 10]．部位にもよるが筋力は筋肉量に比例するため，筋肉の質を検討する指標として筋力筋量比は有効と考えられる．少人数での検討だが，筆者らが労災病院間共同研究により 40〜64 歳の糖尿病患者と非糖尿病者を対象に行った研究においても，高齢者のみを対象としている Health ABC study の結果と同様であった（図 3）[13]．年齢に有意差を認めない非糖尿病群と糖尿病群において，体重・BMI は，それぞれ 11.3%・12.6% 糖尿病群が有意に多く，生体インピーダンス法で得られた下肢筋力量についても糖尿病群が 2.6% 多い傾向にあった．一方，等尺性膝伸展筋力と等尺性足背屈筋力に関しては，非糖尿病群に比較してそれぞれ−6.3%・−10.0% 糖尿病群が少ない傾向にあった．さらに，膝伸展筋力と足背屈筋力を合算した筋力値 (kgf) を下肢筋肉量 (kg) で除した筋力筋量比は，糖尿病群が非糖尿病群よりも−11.6%，有意に低値を示した．

われわれの検討のように糖尿病患者は健常者と比較して体重・BMI が高い場合がある．筋力は体格差を補正するために体重で除すことがあるが，群間で体重に有意な差がある場合には，筋力を体重比で検討すると体重の影響が大きく反映される．このような場合には，筋力の体重比を用いるよりも筋力筋量比を用いるほうが，筋力・筋肉の質を的確に評価できると考えられる．

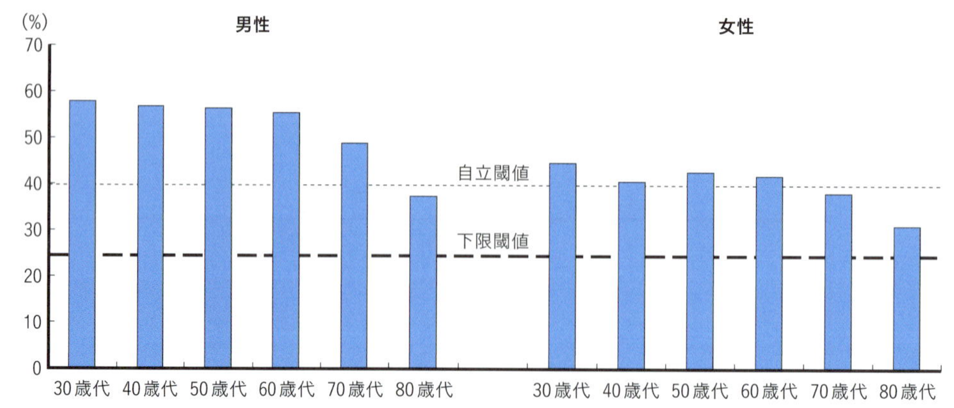

図 4　2 型糖尿病患者の等尺性膝伸展筋力（体重比）と連続歩行に必要な筋力水準
自立閾値：この筋力値を下回ると動作が不可能な者が出現し始める
下限閾値：この筋力値を下回ると動作が不可能になる

3）糖尿病患者の筋力と日常生活動作

日常生活動作を遂行するには一定の筋力が必要である．図 4 に，MUSCLE-std study の全対象者の等尺性膝伸展筋力と連続歩行に必要な等尺性膝伸展筋力の水準[8]を男女別，年代別に示す．80 歳代男性では自立閾値を下回っており，女性では 70 歳代から自立閾値を下回っていることに加えて 40〜60 歳代においても自立閾値に近似しており，健常者よりもさらに日常生活動作に必要な筋力の予備能が少ないことがわかる．

4）糖尿病神経障害の影響

糖尿病神経障害は糖尿病患者に最も併発しやすい合併症であり，神経障害の存在とその重症化は，筋力を有意に低下させる[1]．MUSCLE-std study では，男女ともに 30〜49 歳，50〜69 歳，70〜87 歳の 3 群に分類し，糖尿病多発神経障害（diabetic polyneuropathy：DPN）の合併が筋力に与える影響を検討した[11]．結果，単変量解析では，30〜49 歳では男女ともに DPN 合併群のほうが非合併群と比較して等尺性膝伸展筋力は低値の傾向にあったが，統計学的な有意差は認めなかった．一方，50〜69 歳，70〜87 歳においては，男女ともに DPN 合併群が非合併群に比較して，等尺性膝伸展筋力（体重比）はそれぞれ，男性で 12.9%・11.0%，女性で 14.1%・11.9%，有意に低値であった．さらに筋力を目的変数，DPN を説明変数として，ほかの合併症，糖尿病コントロール指標や生活習慣を共変量とした多変量解析において，DPN は 2 型糖尿病患者の筋力を説明する独立した有意な説明変数として選択された．また，50〜69 歳，70〜87 歳においては，男女ともに運動習慣が筋力を説明する有意な変数として選択された．

5）運動習慣と筋力の関連

運動療法を継続した効果として，筋力の上昇など身体機能・能力の向上が得られる[14]．MUSCLE-std study においても，運動習慣は下肢筋力を説明する有意な独立した変数であった．一方，運動習慣を目的変数，下肢筋力を説明変数として共変量とともに多変量解析を行うと，下肢筋力は有意な説明変数として選択される[12]．国民健康・栄養調査の結果では，日本人の運

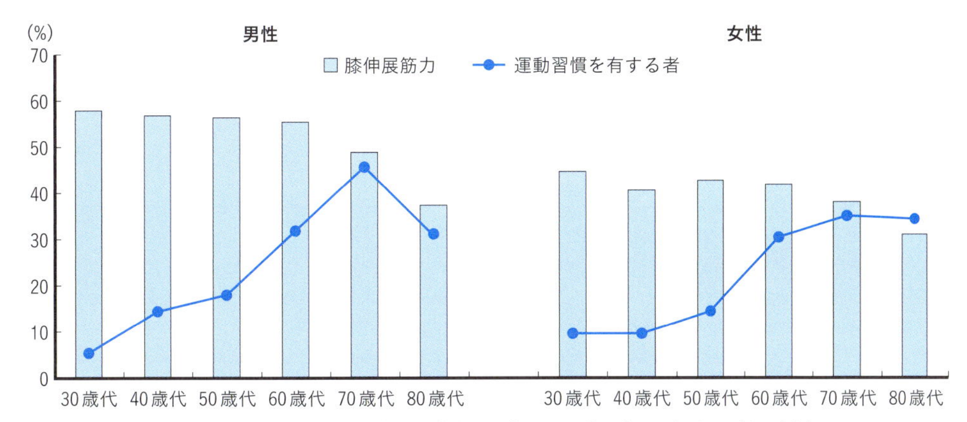

図5 2型糖尿病患者の等尺性膝伸展筋力（体重比）と運動習慣を有する者の割合

動習慣を有する者の割合は，男女ともに若中年世代よりも高齢世代のほうが高い．MUSCLE-std study の対象においても，年齢が高いほうが運動習慣を有する者の割合が高い傾向にある（図5）．年齢の要素はもちろん重要であるが，糖尿病療養指導において患者の下肢筋力に注目することは，運動療法継続への一助になる可能性があるかもしれない．

他方，臨床における運動療法の問題点を日本糖尿病学会糖尿病運動療法・運動処方確立のための学術調査研究委員会は明らかにしている．全国各地の専門医に通院中の糖尿病外来患者4,176人へのアンケート調査を分析した結果，運動療法を実施している患者は約半数であり，運動指導を「受けたことがない」患者が30％存在することを報告している[15]．さらに，同学会委員会が糖尿病専門医および専門医以外の内科医の各600人を対象に行った調査報告では，運動療法の指導は約40％しか行われていなかったことを報告している[16]．まずは，運動療法を指導する体制の確立が必要かもしれない．

おわりに

2型糖尿病患者では下肢筋力が低下しており，その低下の程度は軽度から中等度である．さらにDPNの合併により筋力の低下は著しくなるが，中高齢患者ではDPNの影響がより顕著にみられるかもしれない．2型糖尿病を集団としてみた場合，中高齢であること，DPNを合併していること，また運動習慣がないことは，筋力低下のリスクが高いことが想定される．日常生活動作の遂行には一定水準の筋力が必要である．2型糖尿病の男性では80歳代，女性では70歳代から連続歩行に必要な下肢筋力の自立閾値を下回るため，介護予防の面からも糖尿病患者の筋力に注目することが必要である．最後に，運動療法は糖尿病の基本治療であるが，その継続は難しい．高い下肢筋力水準を維持することは，運動の習慣化に有効かもしれず，療養指導においても糖尿病患者の筋力への注目が有用と思われる．

●文献

1) Andersen, H., Poulsen, P. L. et al.: Isokinetic muscle strength in long-term IDDM patients in relation to diabetic complications. *Diabetes*, **45**（4）: 440～445, 1996.
2) Andersen, H., Nielsen, S. et al.: Muscle strength in type 2 diabetes. *Diabetes*, **53**（6）: 1543～1548, 2004.
3) Yamada, M., Moriguch, Y. et al.: Age-dependent changes in skeletal muscle mass and visceral fat area in

Japanese adults from 40 to 79 years-of-age. *Geriatr Gerontol Int*, **14**（Suppl 1）: 8～14, 2014.
4） 平澤有里，長谷川輝美・他：健常者の等尺性膝伸展筋力．理学療法ジャーナル，**38**（4）：330～333，2004.
5） 山崎裕司，青木詩子・他：筋力評価におけるパラダイム転換．理学療法ジャーナル，**35**（4）：247～252，2001.
6） 山崎裕司，加藤宗規・他：膝伸展筋力評価における徒手固定の限界．総合リハビリテーション，**35**（11）：1369～1371，2007.
7） 平澤有里，長谷川輝美・他：ハンドヘルドダイナモメーターを用いた等尺性膝伸展筋力測定の妥当性．総合リハビリテーション，**33**（4）：375～377，2005.
8） 山崎裕司：日常生活活動に必要な筋力の基準値．Geriatric Medicine，**48**（2）：235～237，2010.
9） Park, S. W., Goodpaster, B. H. et al. : Decreased muscle strength and quality in older adults with type 2 diabetes : the health, aging, and body composition study. *Diabetes*, **55**（6）: 1813～1818, 2006.
10） Park, S. W., Goodpaster, B. H. et al. : Accelerated loss of skeletal muscle strength in older adults with type 2 diabetes : the health, aging, and body composition study. *Diabetes Care*, **30**（6）: 1507～1512, 2007.
11） Nomura, T., Ishiguro, T. et al. : Diabetic polyneuropathy is a risk factor for decline of lower extremity strength in patients with type 2 diabetes. *J Diabetes Investig*, **9**（1）: 186～192, 2018.
12） Nomura, T., Ishiguro, T. et al. : Regular exercise behavior is related to lower extremity muscle strength in patients with type 2 diabetes : Data from the Multicenter Survey of the Isometric Lower Extremity Strength in Type 2 Diabetes study. *J Diabetes Investig*, **9**（2）: 426～429，2018.
13） Asada, F., Nomura, T. et al. : Lower-limb muscle strength according to bodyweight and muscle mass among middle age patients with type 2 diabetes without diabetic neuropathy. *J Phys Ther Sci*, **29**（7）: 1181～1185, 2017.
14） 野村卓生：運動療法のエビデンス．総合リハビリテーション，**44**（5）：377～381，2016.
15） 佐藤祐造，曽根博仁・他：わが国における糖尿病運動療法の実施状況（第２報）患者側への質問紙全国調査成績．糖尿病，**58**（11）：850～859，2015.
16） 佐藤祐造，曽根博仁・他：わが国における糖尿病運動療法の実施状況（第１報）医師側への質問紙全国調査成績．糖尿病，**58**（8）：568～575，2015.

（野村卓生）

4 糖尿病患者における運動による血糖降下メカニズム

はじめに

糖尿病患者において運動は血糖改善作用をもたらすが，そのメカニズムとして運動による骨格筋糖取り込みの増加がある．運動による骨格筋糖取り込み増加作用は大別して2つの作用に分けられる．たとえば，1回の運動でも骨格筋の糖取り込みは増加し，血糖値は低下することが知られており，このような運動の効果は急性効果と呼ばれている．その一方で，運動を長期に継続することにより運動をしていないときでもインスリンによる骨格筋における糖取り込みは高まり，血糖値の正常化に寄与する．これは，骨格筋におけるインスリン抵抗性の改善によるものと考えられ，運動の慢性効果と定義される．ここでは，それぞれのメカニズムについてまとめる．

1　運動により血糖値が低下するときの糖の流れ

ヒトにおいて，血糖値は一定で正常範囲になるように常に調節がなされている．たとえば，空腹時においてもヒトでは基礎代謝でブドウ糖を消費するため，一定のスピードでブドウ糖が骨格筋などに取り込まれる（図1）．そのため，それが続くと血糖値が低下し，いつかは低血糖になってしまうが，実際には低血糖にならない．これは，肝臓が蓄えているグリコーゲンを分解，もしくは糖新生によりブドウ糖を血管内に放出するからである．たとえば，空腹時の早期では肝糖産生は主にグリコーゲン分解からなされ，糖新生の寄与度は全体の約25％程度といわれている．

このような血糖値の維持機構は運動時にも機能している（図1）．たとえば，運動開始時から骨格筋細胞内のグリコーゲン分解が進み，エネルギー産生のために酸化される．これにより筋肉におけるグリコーゲン減少が進むが，それとほぼ同時に骨格筋では糖の取り込みが促進される．そのため，運動を続けていくと血糖値は低下し続ける可能性がある．しかし，それに伴い肝臓は糖放出を増加させ血糖値が低下しないようはたらく．運動中にこれらの作用を引き起こす役割は運動強度や血糖値の低下の度合いにより異なると考えられるが，主には血糖低下に伴うインスリンやグルカゴンの分泌の変化と，交感神経系の活性と考えられる．たとえば，運動中の血糖値の低下により，グルカゴン分泌が亢進しインスリン分泌が低下する．また，運動により交感神経系が活性化されることにより，カテコラミンやグルカゴンの分泌が亢進し，肝臓からの糖放出が亢進する．これらの変化により，血液中の糖の流れは需要と供給のバランスが改善され，運動中も著しい血糖値の変化はきたさない．ただし，運動中の血糖値は最終的には糖の需要と供給のバランスにより決定されるため，多少の血糖値の変動を認める．たとえば，きわめて高強度の運動を行った場合には，交感神経活性が顕著に高まり，肝糖放出が筋糖取り込みを上回り運動後は血糖値が増加することがある．このように，血糖値が正常範囲内にある場合では，運動中の急性効果による血糖値の低下は血糖値の恒常性維持機能がはたらくためあまり望めない．

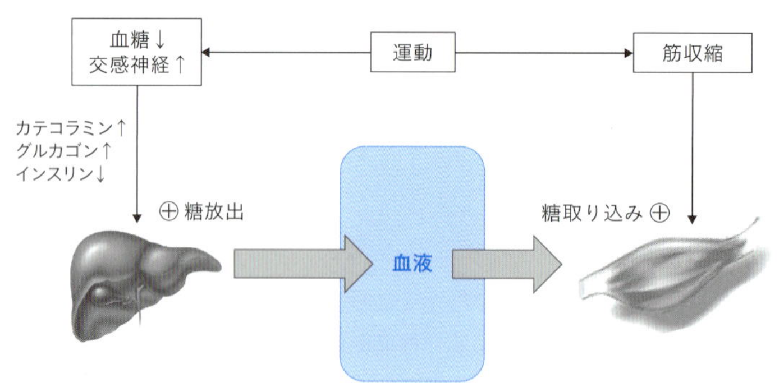

図1　健常者が空腹状態で運動した場合の糖の流れ

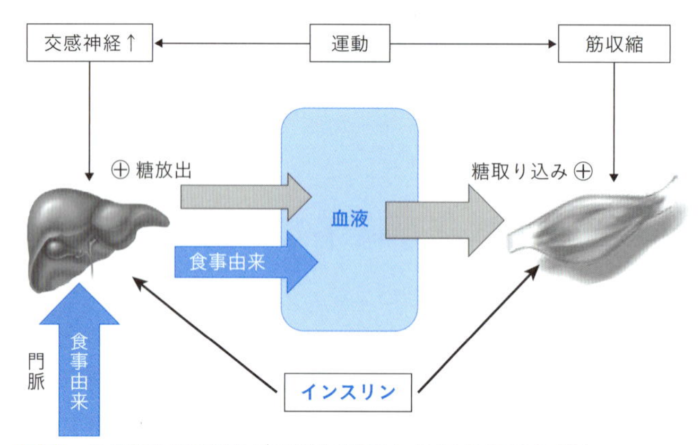

図2　2型糖尿病患者が食後に運動した場合の糖の流れ

その一方で，2型糖尿病患者では恒常性維持機能が破たんして高血糖をきたすような食後の状態において，運動による血糖値の降下作用が期待される（図2）．たとえば，炭水化物摂取後において，消化管で消化された炭水化物はブドウ糖として小腸で吸収されて門脈から肝臓に運ばれ，運ばれたブドウ糖が肝臓で取り込まれるが，取り込まれなかったブドウ糖がその後に大循環に入る．2型糖尿病患者ではもともと肝臓の糖放出量が多く，食後においても，インスリン分泌の障害や肝臓のインスリン抵抗性により，肝臓の糖放出の抑制不全，および門脈から流入する食事由来ブドウ糖に対する肝糖取り込みの増加不全があり，その結果多くの食事由来のブドウ糖も血液中に流入する．その一方で，インスリン分泌障害や筋インスリン抵抗性により骨格筋の糖取り込みの増加不全が生じ，ブドウ糖の血管内への流入量が流出量を上回り，さらなる高血糖が生じる（図2）．2型糖尿病患者において有酸素運動により食後血糖が改善するが，これは食後に血中濃度が高まったブドウ糖や分泌されたインスリンが，運動により効率よく骨格筋へ運搬され，さらには，運動の急性効果や慢性効果により骨格筋における糖取り込みが改善するためと考えられる．

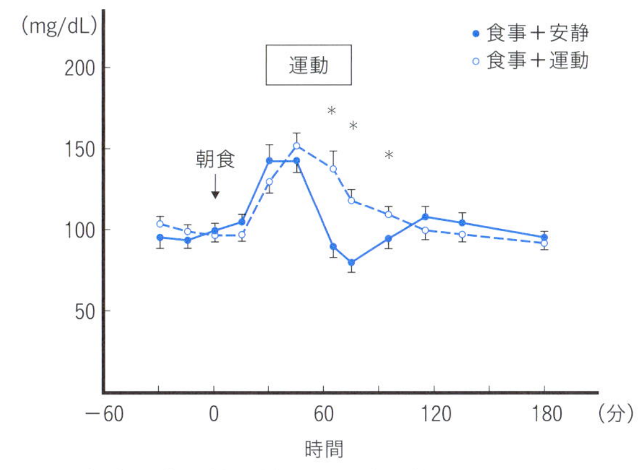

図 3　朝食後高血糖に対する運動の効果（文献 1 より）
$^{*}P < 0.05$

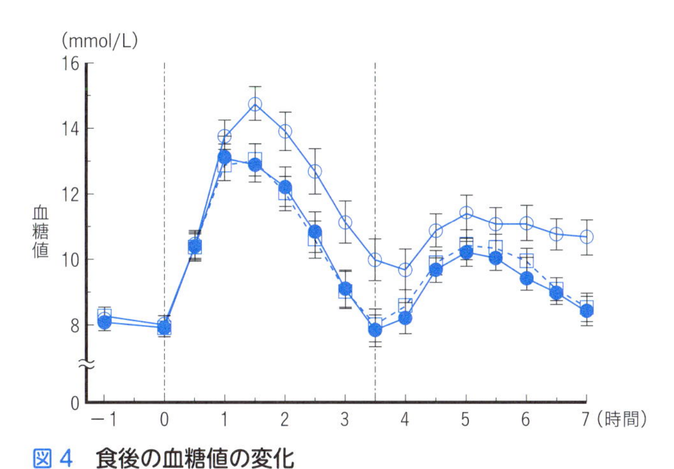

図 4　食後の血糖値の変化
座位(○)，30分ごとに3分間の歩行(□)または，レジスタンス運動(●)

2　運動の急性効果

前述のとおり，2 型糖尿病患者において，食後などに生じる高血糖が 1 回の運動により改善することが期待され，この作用は運動の急性効果と呼ばれている．たとえば，Nelson らは，健常者・2 型糖尿病患者において，朝食後に安静にした場合と食後 30 分から 45 分の運動（最大酸素摂取量の 55％程度）を行った場合の血糖の変化を検討したが[1]，2 型糖尿病では，安静時に比較して運動時には食後 60 分から 95 分までの血糖の降下を認めた（図 3）．また最近の研究では，過体重から肥満で不活動の 2 型糖尿病に対する，30 分ごとの 3 分の軽い活動（時速 3.6 km/ 時の歩行）か自重によるレジスタンス運動（ハーフスクワット，カーフレイズなど 1 種目 20 秒×9 セッション）は食後血糖を改善させるという報告がなされている[2]（図 4）．このような運動の急性効果の発揮には複数のメカニズムがあると考えられている．

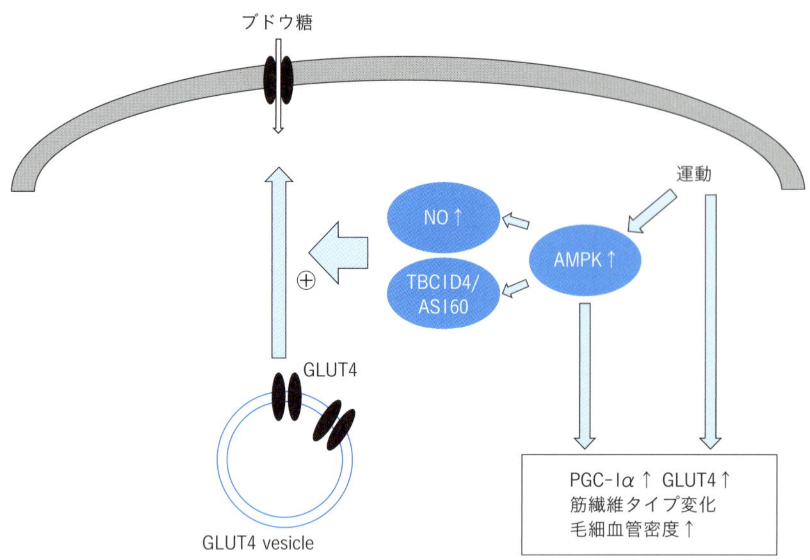

図5 AMPKを中心にした運動の急性効果・慢性効果

1）骨格筋へ運搬されるブドウ糖やインスリンの増加

肥満2型糖尿病において，血管内皮細胞におけるインスリン抵抗性が骨格筋への糖運搬を低下させ，骨格筋のインスリン抵抗性の原因となっている可能性も近年明らかとなってきている[3]．その一方で，運動中は骨格筋への血流が増加する．健常者における片足への血流は安静時には300〜500 mL/分程度であるが，エルゴメーターによる中強度の運動中においては5,000〜6,000 mL/分程度まで上昇する[4]．これらの血流の増加により，骨格筋内の毛細血管血流も増加して骨格筋に対するブドウ糖とインスリンの運搬も増加し，骨格筋細胞への糖取り込み増加に寄与すると考えられる．

2）骨格筋細胞内へブドウ糖を輸送する経路の活性化（図5）

筋細胞の直近まで糖が運搬されたとしても，細胞への糖取り込みにはもう1ステップ必要であり，その糖取り込みは糖輸送担体であるglucose transporter 4（GLUT4）により行われている．インスリンによりGLUT4は細胞質から細胞膜へとトランスロケーションし糖取り込みを促進するが，運動によっても同様のトランスロケーションが起こり，骨格筋による糖取り込みが亢進する．

そのメカニズムとしてAMPキナーゼ（AMPK）の役割が多く研究されてきた．骨格筋におけるAMPKの活性化は運動によりもたらされ，GLUT4のトランスロケーションを促進することが知られている[5]．筋肉の収縮を起こす最終的なエネルギー源はアデノシン三リン酸（ATP）であり，ATP→アデノシン二リン酸（ADP），アデノシン一リン酸（AMP）の脱リン酸反応によりエネルギーが放出され，筋収縮〜弛緩にかけて利用される．しかし，実際には筋細胞内では瞬時にAMP・ADP→ATPへのリン酸化がクレアチンリン酸などによりなされ，細胞内のATP濃度を一定に保つような反応が生じる．これにより，筋収縮の継続が可能となる．AMPのリン酸化を触媒する酵素がAMPKであり，その活性はAMP：ATP比が上昇することにより亢進し，AMP → ATP の反応を促進する．

骨格筋における筋収縮に伴う糖取り込みの促進において，活性化した AMPK はさまざまな役割を担っていることが知られている．たとえば，一酸化窒素合成酵素（nitric oxide synthase：NOS）をリン酸化することにより活性化し，最終的に細胞内 NO 濃度を上昇させ，GLUT4 のトランスロケーションを引き起こす機序が考えられている[5, 6]．また，インスリン刺激により伝達されるインスリンシグナルの下流でリン酸化される TBC1D4（TBC1 domain family, member 4)/AS 160（Akt Substrate Of 160 KDa）は，GLUT4 のトランスロケーションを促進することが報告されているが，TBC1D4 は運動などにより生じた AMPK 活性上昇によっても同様にリン酸化され，GLUT4 のトランスロケーションに関与しているほか[7]，TBC1D4 と結合してはたらく TBC1D1 の関与も報告されている[8]．

また，AMPK の活性化は細胞内のエネルギー変化によりもたらされるだけでなく，骨格筋から分泌されるマイオカイン（myokine）のひとつである IL-6 がかかわっていることが示唆されている．IL-6 は運動中にその血中濃度が増加するが，そのメジャーな供給源として骨格筋が考えられている．① IL-6 で L6 筋細胞を刺激すると GLUT4 のトランスロケーションを引き起こすこと，②これらの作用は AMPK の不活性化によって減弱すること，③ヒトへの IL-6 の投与がインスリン感受性を増加させること，以上の 3 点が現在までに明らかとなっている．これらより，運動による骨格筋糖取り込みの増加には，IL-6 による AMPK の活性化が重要である可能性がある[9]．また，IL-6 の中和抗体の投与により，運動後に生じるインスリン感受性の亢進が生じなくなることも示されている[10]．

3　運動の慢性効果

単回の運動でも血糖値が低下するが，運動をある程度長期間続けることにより，運動をしていないときでも血糖値が上がりにくくなる．これらの効果を運動の慢性効果という．運動が慢性効果を発揮する機序のひとつはインスリン抵抗性の改善であると考えられる．

1）運動の慢性効果と異所性脂肪①（図 6）

インスリン抵抗性のメカニズムにはいくつかの仮説が考えられているが，そのひとつに異所性脂肪の蓄積がある．インスリンがインスリン受容体に結合すると，インスリン受容体は自己リン酸化し，インスリン受容体基質（IRS）へのリン酸化シグナル伝達が生じる．骨格筋においては，IRS-1 を中心にチロシン残基のリン酸化が生じ，それ以下のシグナルを下流に伝達する．その結果，骨格筋では GLUT4 トランスロケーションによる能動的な糖取り込みが生じる．インスリン抵抗性のメカニズムのひとつにインスリンシグナル伝達障害があり，その原因として異所性脂肪の蓄積が知られている．

異所性脂肪の蓄積からインスリン抵抗性発生までのメカニズムとして，以下のようなカスケードが考えられている．肥満により脂肪細胞が大型化すると，エネルギーをすべて中性脂肪としてため込むことが難しくなり，遊離脂肪酸として放出される．血中遊離脂肪酸濃度が高まると，骨格筋などで主に中性脂肪として脂肪筋（異所性脂肪）として蓄えられる．また，脂肪細胞から分泌される善玉アディポサイトカインであるアディポネクチンは，肝臓・骨格筋における異所性脂肪の燃焼促進作用を有する．肥満によりアディポネクチンの血中濃度は低下し，異

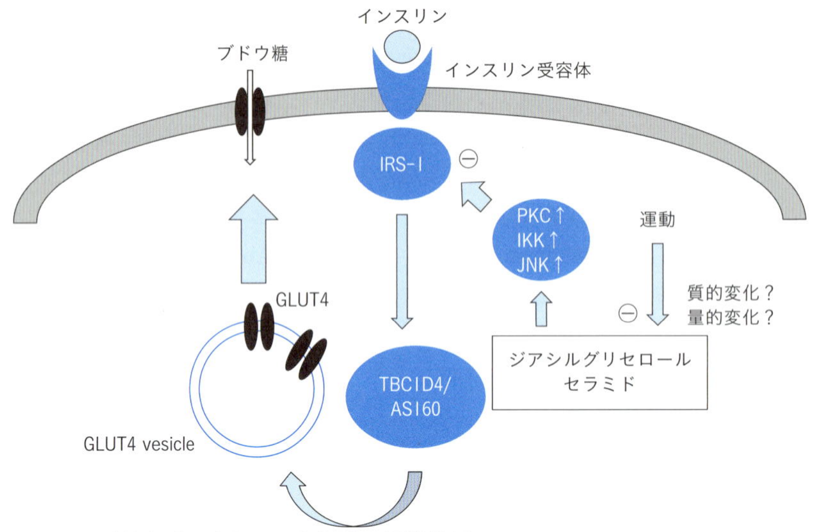

図6　異所性脂肪を中心にした運動の慢性効果

所性脂肪の蓄積促進的に作用すると考えられる[11]．また，肥満が伴わなくても，高脂肪食および運動不足は直接的に骨格筋における異所性脂肪蓄積を招くことが示唆されている[12,13]．脂肪筋の蓄積が生じる，つまり細胞内への中性脂肪が蓄積すると，相対的にジアシルグリセロールやセラミドといった脂質の蓄積も高まる．増加したジアシルグリセロールやセラミドはJNKやIKKとともにPKCといったリン酸化酵素を活性化する．これらのリン酸化酵素は，IRS-1のセリン残基をリン酸化することにより，インスリンシグナル伝達に重要な役割を担うチロシン残基のリン酸化不全を引き起こし，インスリン抵抗性に結びつくと考えられている．また，肥満により脂肪細胞が大型化すると炎症性アディポサイトカイン（TNFαなど）の分泌が亢進する．TNFαは骨格筋や肝臓の受容体に結合し細胞内のJNKやIKKといったリン酸化酵素を活性化し，脂肪筋と同様にしてインスリン抵抗性の発生に結び付いていると推測されている[14,15]．

有酸素運動は2型糖尿病において脂肪筋を減少させ，骨格筋インスリン抵抗性を改善することが示唆されている．われわれは以前，2型糖尿病における食事療法・運動療法の脂肪筋・脂肪肝やインスリン抵抗性に対する意義について検討した．2週間の糖尿病教育入院となった2型糖尿病患者14人を食事療法単独または，食事療法＋運動療法により加療を行う2群に分け，入院前後に^{1}H-MRSにより脂肪筋・脂肪肝を定量評価し，同時に高インスリン正常血糖クランプに経口糖負荷を組み合わせて，末梢インスリン感受性ならびに肝糖取り込み率を測定した[16]．介入による体重の変化は有意ではあるが，2%程度と両群とも軽度であった．しかし脂肪肝は，両群ともにほぼ同等に約30%減少し，それに伴って肝糖取り込みは増加した．骨格筋に関しては，食事療法単独では脂肪筋とインスリン感受性は有意に変化しなかったが，食事療法＋運動療法群では脂肪筋が19%減少し，インスリン感受性は57%増加した（図7）．脂肪筋の変化率はメモリー付き加速度計で測定した身体活動度の変化率と負の相関を認め，脂肪筋減少は運動により細胞内脂質が消費された結果であることが推察された．これらより，2型糖尿病において，食事療法は炭水化物の摂取低下，脂肪肝の改善，それに伴った肝糖取り込みの増加などにより肝臓からの糖質の流入を抑制して血糖降下作用を発揮し，運動は主に脂肪筋と

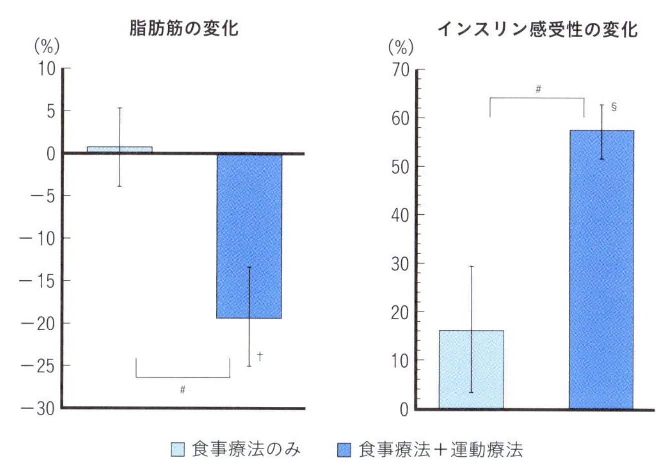

図7　食事療法・運動療法による脂肪筋とインスリン感受性の変化

§P＜0.0001，†P＜0.03(vs. ベースライン)　#P＜0.03(食事療法のみ vs. 食事療法＋運動療法)

骨格筋におけるインスリン抵抗性を改善し，糖取り込みを増加させ，さらなる血糖降下作用を発揮すると考えられる．また，これらの作用は介入後2週間で認められており，そのあいだの体重減少も2%であったことから，短期の介入によるわずかな体重減少でも代謝が改善されるひとつのメカニズムとして，脂肪肝・脂肪筋とインスリン抵抗性の改善が重要である可能性が示唆された．これらの効果は運動の慢性効果の一部であると考えられる．

2）運動の慢性効果と異所性脂肪② (図6)

前述のとおり，脂肪筋は運動不足や高脂肪食により生じ，インスリン抵抗性の原因になることが示唆されてきたが，これとは反対に長距離ランナーなどのアスリートは，脂肪筋が多く蓄積しているにもかかわらずインスリン感受性が良好であることが知られており，「アスリートパラドックス」と呼ばれている．しかし，こうしたアスリートパラドックスのような状態は，肥満でインスリン抵抗性を有する者に対する運動の慢性効果としても生じることが明らかとなっており[17)]，ある程度の運動強度があれば，病気の有無にかかわらず脂肪筋の質や量を変えてアスリートパラドックスの状態をつくりだしている可能性が明らかとなっている．アスリートパラドックスのメカニズムとして，骨格筋細胞内に中性脂肪が多くたまっても，インスリン抵抗性を引き起こすジアシルグリセロールが少ないことが可能性として示唆されている[18, 19)]．また，アスリートパラドックスの状態を示す者では，細胞内への脂肪の入口である脂肪酸トランスポーター；plasma membrane-associated fatty acid-binding protein (FABPpm) の遺伝子発現が増加し，その一方で，脂肪筋の蓄積とともにインスリン抵抗性を示す者では fatty acid transporter protein (FATP)-1の遺伝子発現が増加していることが明らかとなった[20)]．それぞれの遺伝子をC2C12筋管細胞に過剰発現させると，FABPpmでは細胞内に流入した脂質は脂質酸化やミトコンドリアの増加にかかわる遺伝子発現が有意に高まり脂質がより燃焼しやすくなったが，FATP-1ではそのような変化をまったく認めなかった．また，8週間の有酸素運動によるトレーニングは，骨格筋における FABPpm の発現を増加させ，FATP-1の発現を低下させることがすでに明らかとなっていることより[21]，このような脂質輸送担体発現の違いがアスリートパラドックスの発生に関与している可能性がある．

3）異所性脂肪以外の運動の慢性効果（図5）

異所性脂肪の改善以外にもさまざまな運動の慢性効果が示唆されている．たとえば長期的な運動の継続により，毛細血管密度が増加することが示唆されている[22]．前述のとおり，毛細血管密度はおそらく骨格筋細胞直近へのブドウ糖やインスリンの運搬を増加させ，それがひいては骨格筋細胞の糖取り込み増加につながることが考えられる．また，運動により骨格筋におけるGLUT4蛋白の発現が増加する．この調節にはAMPKの活性化の下流におけるGLUT4遺伝子の転写亢進が関与していることが示唆されている[23]．また，筋繊維組成の変化も運動の慢性効果のひとつと捉えられる．筋繊維は組織学的に大きく分けて3種類に分類できる．Type I fiberは遅筋繊維ともいわれ，好気的エネルギー代謝に優れ，ミトコンドリアを多く含有するほか，毛細血管密度が高い，インスリン受容体が多い，GLUT4が多い，骨格筋細胞内脂質を多く含む，インスリン感受性が高いなどの特長を有している．これとは対照的にType II fiberは速筋繊維ともいわれ，type II a，II bの2種類に分類される．Type II b fiberは無機的エネルギー代謝に優れ，ミトコンドリア含有量・毛細血管密度・インスリン受容体・GLUT4含有量がtype I fiberに比較し少ない．Type II a fiberはtype Iとtype II bの中間的な代謝特性を備えている[22]．インスリン抵抗性を有する肥満患者において[24]，また，2型糖尿病の血縁者では糖尿病を発症していなくても非血縁者に比較し，type II b fiberの割合が高く，インスリン抵抗性との関連，遺伝的な関与が示唆されている[25]．長期的な運動によりtype II b→type II aの変化が認められ，それによる毛細血管密度・インスリン受容体量・GLUT4量の増加がインスリン感受性を高めているとも考えられる[22]．

このような運動による骨格筋の質的な変化は，少なくとも部分的には運動により一元的にコントロールされている可能性がある．たとえば骨格筋の収縮により，細胞内のCa^{2+}濃度が高まると，calmodulin-dependent protein kinase kinase（CaMKK）が活性化し，その下流で骨格筋におけるミトコンドリア産生やType I fiberを増やす作用のあるPPAR-γ coactivator 1（PGC-1α）の発現量を増加させる．またAMPKはPGC-1αを活性化させ，同様の作用をもたらすことが示唆されている．これらの作用は，アディポネクチンによる骨格筋におけるAdipoR1を介した作用と共通しており[26]，そのリガンドは運動模倣薬として期待されている[27]．

●文献

1）Nelson, J. D., Poussier, P. et al. : Metabolic response of normal man and insulin-infused diabetics to postprandial exercise. *Am J Physiol*, **242** : E309～E316, 1982.

2）Dempsey, P. C., Larsen, R. N. et al. : Benefits for Type 2 Diabetes of Interrupting Prolonged Sitting With Brief Bouts of Light Walking or Simple Resistance Activities. *Diabetes Care*, **39** : 964～972, 2016.

3）Kubota, T., Kubota, N. et al. : Impaired insulin signaling in endothelial cells reduces insulin-induced glucose uptake by skeletal muscle. *Cell Metab*, **13** : 294～307, 2011.

4）Calbet, J. A., González-Alonso, J. et al. : Central and peripheral hemodynamics in exercising humans : leg vs arm exercise. *Scand J Med Sci Sports*, **25**（Suppl 4）: 144～157, 2015.

5）Hayashi, T., Wojtaszewski, J. F. et al. : Exercise regulation of glucose transport in skeletal muscle. *Am J Physiol*, **273** : E1039～E1051, 1997.

6）Fryer, L. G., Hajduch, E. et al. : Activation of glucose transport by AMP-activated protein kinase via stimulation of nitric oxide synthase. *Diabetes*, **49** : 1978～1985, 2000.

7) Sano, H., Kane, S. et al. : Insulin-stimulated phosphorylation of a Rab GTPase-activating protein regulates GLUT4 translocation. *J Biol Chem*, **278** : 14599～14602, 2003.

8) Chadt, A., Immisch, A. et al. : Deletion of both Rab-GTPase-activating proteins TBC14KO and TBC1D4 in mice eliminates insulin-and AICAR-stimulated glucose transport. *Diabetes*, **64** : 746～759, 2015.

9) Pedersen, B. K., Febbraio, M. A. : Muscles, exercise and obesity: skeletal muscle as a secretory organ. *Nat Rev Endocrinol*, **8** : 457～465, 2012.

10) Ikeda, S., Tamura, Y. et al. : Exercise-induced increase in IL-6 level enhances GLUT4 expression and insulin sensitivity in mouse skeletal muscle. *Biochem Biophys Res Commun*, **473** : 947～952, 2016.

11) Yamauchi, T., Kadowaki, T. : Adiponectin receptor as a key player in healthy longevity and obesity-related diseases. *Cell Metab*, **17** : 185～196, 2013.

12) Sakurai, Y., Tamura, Y. et al. : Determinants of intramyocellular lipid accumulation after dietary fat loading in non-obese men. *J Diabetes Investig*, **2** : 310～317, 2011.

13) Yki-Järvinen, H. : Non-alcoholic fatty liver disease as a cause and a consequence of metabolic syndrome. *Lancet Diabetes Endocrinol*, **2** : 901～910, 2014.

14) Itani, S. I., Ruderman, N. B. et al. : Lipid-induced insulin resistance in human muscle is associated with changes in diacylglycerol, protein kinase C, and IkappaB-alpha. *Diabetes*, **51** : 2005～2011, 2002.

15) Petersen, K. F., Shulman, G. I. : Pathogenesis of skeletal muscle insulin resistance in type 2 diabetes mellitus. *Am J Cardiol*, **90** : 11G～18G, 2002.

16) Tamura, Y., Tanaka, Y. et al. : Effects of diet and exercise on muscle and liver intracellular lipid contents and insulin sensitivity in type 2 diabetic patients. *J Clin Endocrinol Metab*, **90** : 3191～3196, 2005.

17) Dubé, J. J., Amati, F. et al. : Exercise-induced alterations in intramyocellular lipids and insulin resistance : the athlete's paradox revisited. *Am J Physiol Endocrinol Metab*, **294** : E882～E888, 2008.

18) Schenk, S., Horowitz, J. F. : Acute exercise increases triglyceride synthesis in skeletal muscle and prevents fatty acid-induced insulin resistance. *J Clin Invest*, **117** : 1690～1698, 2007.

19) Liu, L., Zhang, Y. et al. : Upregulation of myocellular DGAT1 augments triglyceride synthesis in skeletal muscle and protects against fat-induced insulin resistance. *J Clin Invest*, **117** : 1679～1689, 2007.

20) Tamura, Y., Watada, H. et al. : Short-term effects of dietary fat on intramyocellular lipid in sprinters and endurance runners. *Metabolism*, **57** : 373～379, 2008.

21) Jeppesen, J., Jordy, A. B. et al. : Enhanced fatty acid oxidation and FATP4 protein expression after endurance exercise training in human skeletal muscle. *PLoS One*, **7** : e29391, 2012.

22) Ivy, J. L., Zderic, T. W. et al. : Prevention and treatment of non-insulin-dependent diabetes mellitus. *Exerc Sport Sci Rev*, **27** : 1～35, 1999.

23) Richter, E. A., Hargreaves, M. : Exercise, GLUT4, and skeletal muscle glucose uptake. *Physiol Rev*, **93** : 993～1017, 2013.

24) Lillioja, S., Young, A. A. et al. : Skeletal muscle capillary density and fiber type are possible determinants of in vivo insulin resistance in man. *J Clin Invest*, **80** : 415～424, 1987.

25) Nyholm, B., Qu, Z. et al. : Evidence of an increased number of type IIb muscle fibers in insulin-resistant first-degree relatives of patients with NIDDM. *Diabetes*, **46** : 1822～1828, 1997.

26) Iwabu, M., Yamauchi, T. et al. : Adiponectin and AdipoR1 regulate PGC-1alpha and mitochondria by Ca (2+) and AMPK/SIRT1. *Nature*, **464** : 1313～1319, 2010.

27) Okada-Iwabu, M., Yamauchi, T. et al. : A small-molecule AdipoR agonist for type 2 diabetes and short life in obesity. *Nature*, **503** : 493～499, 2013.

（田村好史）

5 糖尿病患者におけるレジスタンス運動・栄養と筋肥大

はじめに

骨格筋は機能的自立に必須なだけでなく，糖代謝や食後の血糖コントロールに重要な組織であり，加齢に伴う筋量の低下はインスリン感受性を低下させることが報告されている．さらに高齢の糖尿病患者は健常な高齢者と比較して筋量と筋機能の低下がより顕著であることが示されている．栄養摂取，特に蛋白質は筋量の維持・増加に欠かせないが，加齢に伴い栄養刺激に対する抵抗性が生じることも指摘されている．レジスタンス運動は筋量を増加し筋機能を改善させることが可能な，唯一の日常生活における介入手段である．さらにレジスタンス運動は糖尿病患者におけるインスリン抵抗性および糖代謝を改善することが近年の臨床試験により明らかとなっている．

本稿では，加齢に伴う筋量の減少と糖代謝との関係を検証し，さらに糖尿病患者に対する栄養摂取とレジスタンス運動がそれぞれ骨格筋の蛋白質代謝に及ぼす影響を議論する．

1 筋肉量と 2 型糖尿病の関係

骨格筋は食後の糖質の取り込みと保存を担う重要な組織である[1]．そのためサルコペニア（加齢に伴う筋量と筋機能の低下）はインスリン抵抗性を誘発し，メタボリックシンドロームや糖尿病の発症を引き起こす可能性も指摘されている[2]．1,800 人以上の高齢男女を対象とした 3 年間の追跡調査で，高齢糖尿病患者は健常な高齢者と比較して 50％以上も筋量と筋力が低下しており，これらの低下は BMI やほかの慢性疾患，活動量などで統計的に補正しても有意であった[3]．同様に Kim ら[4]は，サルコペニアの発症率は 2 型糖尿病患者（15.7％）において対照群（6.9％）と比較すると有意に高かったことを示した．以上の結果から，2 型糖尿病はサルコペニアの独立した危険因子となりえるため，糖尿病患者の筋量低下に対する予防策の検討は必要不可欠である．

2 栄養摂取による筋蛋白質の代謝調節

食事を摂取すると，食後 1～2 時間で筋蛋白質の合成速度は安静時と比較して約 2 倍に増加する．この食事による同化作用は主に蛋白質によるものである．食事に含まれる蛋白質は，消化・吸収後にアミノ酸として血中に取り込まれ，骨格筋に運び込まれる．血液から筋細胞内に輸送されたアミノ酸は，いったん遊離アミノ酸プールに取り込まれ，必要とされる際にそこから筋蛋白質の合成に利用される（図 1）．

食事摂取に伴うアミノ酸濃度の増加は，蛋白質キナーゼである mTORC1（mammalian target of rapamycin complex1）を活性化させることで，骨格筋の蛋白質合成を増加する．このアミノ酸による mTORC1 の活性化は主に必須アミノ酸によるものであり，そのなかでも分岐鎖アミノ酸のロイシンが分子レベルで mTORC1 活性の調節を行っている．近年の研究で，Sestrin2

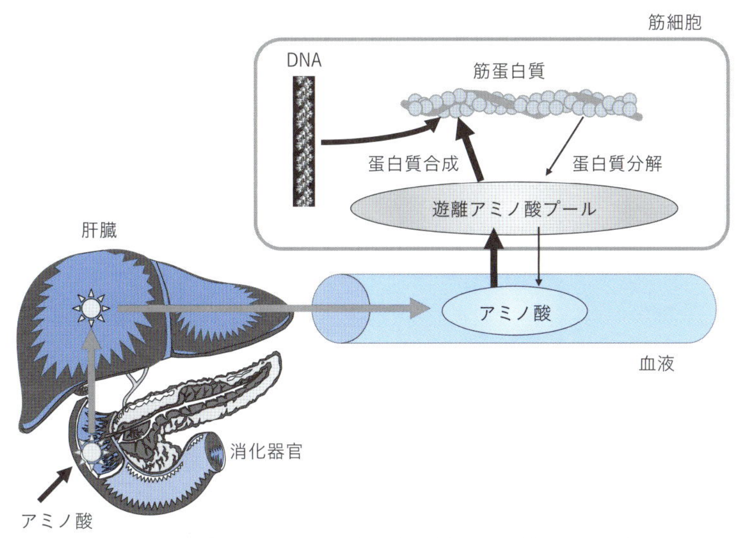

図1　蛋白質およびアミノ酸の消化吸収と筋蛋白質合成への利用

と呼ばれる蛋白質が細胞内のロイシンセンサーとしてはたらき，mTORC1の活性を制御していることが明らかとなった．年齢にかかわらず，蛋白質摂取によって体内のロイシン濃度が増加すれば，容量依存的に筋蛋白質の合成速度を増加させることも報告されている[5]．骨格筋量維持の観点からも，食事摂取において今後はロイシン含有量を含む蛋白質の“質”についても配慮する必要性が高まっている．

3　インスリン作用と筋蛋白質の代謝調節

食後に分泌されるインスリンは蛋白同化ホルモンとしてのはたらきをもっており，筋蛋白質の分解を抑制し，筋蛋白質の合成を促進する[6]．Pereiraら[7]はインスリン刺激による全身性の蛋白質の合成速度の変化量とHOMA-IRとのあいだに負の相関があること，また糖尿病患者ではインスリン刺激による蛋白質の合成が抑制されていることを報告した（図2）．これらの結果は糖尿病患者が骨格筋蛋白質の代謝にかかわるインスリン抵抗性を有することを示唆している．食事摂取による蛋白質摂取と内因性のインスリン刺激は筋量の維持・増加には必須であることから[8]，糖尿病患者に認められるこの栄養障害が高齢期における骨格筋量の減少をさらに加速させている可能性が危惧される．

4　蛋白質/アミノ酸に対する筋蛋白質の代謝応答

糖質摂取に伴う内因性のインスリンは独立して筋蛋白質の合成を増加させるが，健常な若年者における糖質とアミノ酸の併用は，筋蛋白質の合成を相乗効果的に増加させる[9,10]．高齢糖尿病患者を対象とした単回試験において，糖質（体重当たり0.6 g/時）と蛋白質（体重当たり0.3 g/時，計134 g）の混合物を1時間おきに6時間にわたって経口投与した結果，糖尿病患者と健常者の両群において蛋白質摂取は，糖質摂取のみと比較して筋蛋白質の合成速度を有意

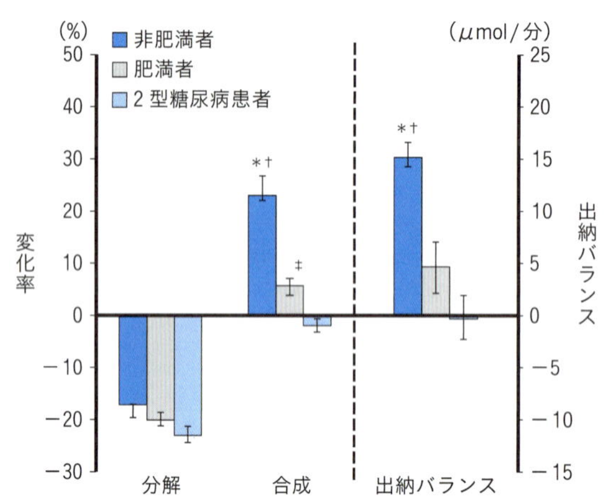

図 2　インスリンクランプ前後における全身性の蛋白質合成・分解の変化とインスリンクランプ時の出納バランス（文献 7 より改変）

*P＜0.05非肥満者 vs. 2型糖尿病患者，†P＜0.05非肥満者 vs. 肥満者，‡P＜0.05肥満者 vs. 2型糖尿病患者

に増加したが，糖尿病患者と健常者とのあいだに有意差は認められなかった．また，肥満の 2 型糖尿病患者（65 歳未満）の男性を対象にグルコースクランプ時におけるアミノ酸の経時的な投与（計 30 g）は全身性の蛋白質の合成速度を増加させたが，その同化作用は健常者と同様のレベルだった．

以上のことから，2 型糖尿病患者において多量の蛋白質を摂取した場合，インスリン投与のみで観察される蛋白質代謝にかかわるインスリン抵抗性を打ち消すことで，健常者と同様の同化作用を得ることができる．今後は，糖尿病患者を対象として，脂質を含む通常の食事摂取に対する筋蛋白質代謝の応答や，長期的な栄養介入による骨格筋量への影響を検討する必要があるだろう．

5　レジスタンス運動による筋蛋白質の代謝応答と筋肥大

レジスタンス運動（筋トレ）は骨格筋の蛋白質合成を刺激する重要な因子である．レジスタンス運動を行うと，前述した mTORC1 が活性化され，運動後 1 時間から 2 時間後には筋蛋白質の合成速度が安静時と比較して有意に増加する（図 3）[11]．この 1 回のレジスタンス運動による筋蛋白質合成の増加は運動後の約 24～48 時間は維持されることが示されている[12]．一般的に低強度よりも高強度のレジスタンス運動が筋蛋白質合成の増加により効果的であると認識されていたが，近年の研究で，運動時の力積（トレーニング時の総合的な負荷量．たとえば 50 kg の重量を 10 回挙上した場合の力積は 50×10＝500 kg）が，運動後の筋蛋白質合成に最も強く影響することが明らかとなった．Burd らは，最大挙上重量の 30%（30%1-RM：低強度だが高回数の挙上が可能となる運動強度）と 90%1-RM（高強度だが低回数しか挙上できない運動強度）でのレジスタンス運動後の筋蛋白質の合成速度を比較した結果，30%1-RM で疲労困憊まで運動を実施した条件（1 セットにおける力積は約 1,073 kg）では 90%1-RM 条件（1 セ

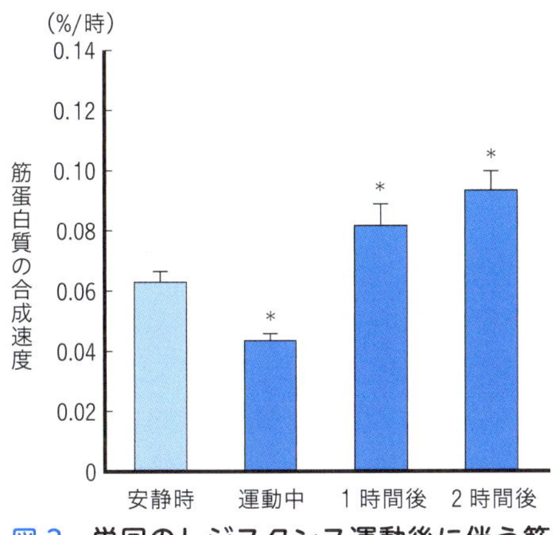

図 3　単回のレジスタンス運動後に伴う筋蛋白質合成速度の変化

＊安静時と比べて有意差（P＜0.05）（文献11より改変）

ットにおける力積は約 710 kg）よりも運動 24 時間後における筋蛋白質の合成速度がより高くなることを報告した[13]．したがって，レジスタンス運動による筋蛋白質合成の増大には運動強度（挙上重量）が決定要因ではなく，むしろ比較的に低強度の負荷（〜30％1-RM）で疲労困憊まで繰り返し行うことで，トレーニング時の力積をできるかぎり増加させることが重要であると考えられる．

6　単回のレジスタンス運動による糖代謝の応答

有酸素運動と同様に，単回のレジスタンス運動の実施によって運動中の骨格筋への糖取り込みは安静時と比較して急激に増加する．インスリン抵抗性を有する 2 型糖尿病患者であっても，筋収縮はインスリン作用とは異なるメカニズムで糖取り込みを亢進するため，単回の運動によって筋への糖取り込みは有意に増加する[14]．さらに，単回のレジスタンス運動は空腹時血糖異常者（100〜125 mg/dL）の運動 24 時間後における空腹時血糖値を有意に低下させることや[15]，2 型糖尿病患者を対象とした研究において，単回のレジスタンス運動は運動 18 時間後における経口ブドウ糖負荷試験時でのインスリン応答を抑制することが報告されている[16]．これらの研究結果から，レジスタンス運動は運動時の筋収縮による糖取り込みの増加だけでなく，有酸素運動と同様に末梢のインスリン感受性を改善することで，より長時間にわたって糖代謝を亢進する．

7　長期的なレジスタンス運動実施による効果

レジスタンス運動を長期的に繰り返す 3 カ月程度のトレーニング介入においても，前述した運動時の力積が筋肥大には重要であることが示されている[17, 18]．つまり低強度の運動負荷であっても，各セットの運動を疲労困憊近くまで挙上を繰り返し，力積を増加させることで，筋蛋白質の合成が増加し，その運動をトレーニングとして繰り返し実施することで，高強度と同様の筋肥大を獲得することが可能である．

長期的なレジスタンス運動は2型糖尿病患者の血糖コントロールを改善することがこれまで多くの研究で報告されている．糖尿病患者を対象とした運動介入のシステマティックレビューにおいても，レジスタンス運動は骨格筋量の増加，体脂肪や体重の減少，心疾患リスクの低下，インスリン感受性と血糖コントロールの改善に有効であると結論づけている[19, 20]．

おわりに

糖尿病患者で観察される蛋白質代謝にかかわるインスリン抵抗性は，骨格筋量を減少させるリスク要因である．骨格筋量の低下の予防には，レジスタンス運動を欠かすことはできない．レジスタンス運動は低強度であっても筋量・筋機能の改善に有効であるため，虚弱な高齢者でも実施可能な運動形態である．米国糖尿病学会「身体活動・運動と糖尿病」の提言[21]において，有酸素運動のみならず，レジスタンス運動や柔軟体操，バランス運動など，包括的な運動プログラムの実施を推奨している．今後は糖尿病患者の個人のライフスタイルや病状に合わせたかたちで運動・栄養処方を実施することが求められている．

●文献

1) Klip, A., Pâquet, M. R. : Glucose transport and glucose transporters in muscle and their metabolic regulation. *Diabetes Care*, **13** (3) : 228～243, 1990.
2) Moon, S. S. : Low skeletal muscle mass is associated with insulin resistance, diabetes, and metabolic syndrome in the Korean population : the Korea National Health and Nutrition Examination Survey (KNHANES) 2009-2010. *Endocr J*, **61** (1) : 61～70, 2014.
3) Park, S. W., Goodpaster, B. H. et al. : Accelerated loss of skeletal muscle strength in older adults with type 2 diabetes : the health, aging, and body composition study. *Diabetes Care*, **30** (6) : 1507～1512, 2007.
4) Kim, T. N., Park, M. S. et al. : Prevalence and determinant factors of sarcopenia in patients with type 2 diabetes : the Korean Sarcopenic Obesity Study (KSOS). *Diabetes Care*, **33** (7) : 1497～1499, 2010.
5) Pennings, B., Boirie, Y. et al. : Whey protein stimulates postprandial muscle protein accretion more effectively than do casein and casein hydrolysate in older men. *Am J Clin Nutr*, **93** (5) : 997～1005, 2011.
6) Fujita, S., Rasmussen, B. B. et al. : Effect of insulin on human skeletal muscle protein synthesis is modulated by insulin-induced changes in muscle blood flow and amino acid availability. *Am J Physiol Endocrinol Metab*, **291** (4) : E745～E754, 2006.
7) Pereira, S., Marliss, E. B. et al. : Insulin resistance of protein metabolism in type 2 diabetes. *Diabetes*, **57** (1) : 56～63, 2008.
8) Makanae, Y. Fujita, S. : Role of Exercise and Nutrition in the Prevention of Sarcopenia. *J Nutr Sci Vitaminol (Tokyo)*, **61** (Suppl) : S125～S127, 2015.
9) Volpi, E., Mittendorfer, B. et al. : The response of muscle protein anabolism to combined hyperaminoacidemia and glucose-induced hyperinsulinemia is impaired in the elderly. *J Clin Endocrinol Metab*, **85** (12) : 4481～4490, 2000.
10) Adegoke, O. A., Chevalier, S. et al. : Fed-state clamp stimulates cellular mechanisms of muscle protein anabolism and modulates glucose disposal in normal men. *Am J Physiol Endocrinol Metab*, **296** (1) : E105～E113, 2009.
11) Dreyer, H. C., Fujita, S. et al. : Resistance exercise increases AMPK activity and reduces 4E-BP1 phosphorylation and protein synthesis in human skeletal muscle. *J Physiol*, **576** (Pt 2) : 613～624, 2006.
12) Phillips, S. M., Tipton, K. D. et al. : Mixed muscle protein synthesis and breakdown after resistance exercise in humans. *Am J Physiol*, **273** (1 Pt 1) : E99～E107, 1997.
13) Burd, N. A., Holwerda, A. M. et al. : Resistance exercise volume affects myofibrillar protein synthesis and anabolic signalling molecule phosphorylation in young men. *J Physiol*, **588** (Pt 16) : 3119～3130, 2010.
14) Colberg, S. R., Albright, A. L. et al. : Exercise and type 2 diabetes: American College of Sports Medicine and the American Diabetes Association: joint position statement. Exercise and type 2 diabetes. *Med Sci Sports Exerc*, **42** (12) : 2282～2303, 2010.

15) Black, L. E., Swan, P. D. et al. : Effects of intensity and volume on insulin sensitivity during acute bouts of resistance training. *J Strength Cond Res*, **24** (4) : 1109〜1116, 2010.
16) Fluckey, J. D., Hickey, M. S. et al. : Effects of resistance exercise on glucose tolerance in normal and glucose-intolerant subjects. *J Appl Physiol (1985)*, **77** (3) : 1087〜1092, 1994.
17) Mitchell, C. J., Churchward-Venne, T. A. et al. : Resistance exercise load does not determine training-mediated hypertrophic gains in young men. *J Appl Physiol*, **113** (1) : 71〜77, 2012.
18) Morton, R. W., Oikawa, S. Y. et al. : Neither load nor systemic hormones determine resistance training-mediated hypertrophy or strength gains in resistance-trained young men. *J Appl Physiol (1985)*, **121** (1) : 129〜138, 2016.
19) Shiroma, E. J., Cook, N. R. et al. : Strength Training and the Risk of Type 2 Diabetes and Cardiovascular Disease. *Med Sci Sports Exerc*, **49** (1) : 40〜46, 2017.
20) Yang, Z., Scott, C. A. et al. : Resistance exercise versus aerobic exercise for type 2 diabetes : a systematic review and meta-analysis. *Sports Med*, **44** (4) : 487〜499, 2014.
21) Colberg, S. R., Sigal, R. J. et al. : Physical Activity/Exercise and Diabetes: A Position Statement of the American Diabetes Association. *Diabetes Care*, **39** (11) : 2065〜2079, 2016.

（藤田　聡）

第 II 部
プラクティス

1 糖尿病患者における運動療法の安全性

1　運動療法の意義

運動療法の意義は，もちろん血糖コントロールの改善，心肺機能の改善，脂質代謝の改善，インスリン感受性の改善である．さらには，慢性炎症の改善，がん・動脈硬化予防，骨粗鬆症予防，認知症予防，フレイルやサルコペニアの予防効果も期待される．健康づくり・体力づくりによってQOLの維持・向上を図り，また高齢者では運動を通じて社会参加を促し生きがい形成にもつながる．

ところが，以下のような症例を多くの病院で経験していることも事実である．

症例；50歳代男性

40歳ごろに検診で血糖値高値を指摘されるも放置．5カ月前に両側下腿のむくみを自覚し近医を受診した．このときに尿蛋白4＋，血清クレアチニン2.5 mg/dL，HbA1c 12%の糖尿病腎不全，ネフローゼ症候群と診断された．インスリン療法を勧められたが，注射は昔から嫌いであるとして拒否．運動で血糖を下げて腎不全も治そうと決意した．毎日，散歩を最低1万歩は実施し，食事も主食のご飯は完全にやめた．5カ月後，浮腫は大腿部から陰嚢部にまで広がり，体重もやせるどころか，5kg増加．腹囲も増加した．労作後に呼吸困難感も出現し，全身浮腫，肺水腫，心不全の状態で緊急入院となった．

この症例のように，運動をすれば血糖は下がるとおそらく患者全員は信じているが，運動療法を行ってはいけない状態があることは知らない者が多い．まず，医療従事者が運動療法の適応と禁忌を熟知しておくことが重要である．

2　メディカルチェック

運動療法処方前に，患者の年齢，運動習慣，体力などの身体状況，糖尿病合併症の有無や程度の医学的な評価（メディカルチェック）が最初にすべきことである．

「糖尿病診療ガイドライン2016」[1]には，以下のように記載されている．

【ステートメント】

●運動療法を開始する際には，心血管疾患の有無や程度，糖尿病慢性合併症である末梢および自律神経障害や進行した網膜症，腎症，整形外科的疾患などをあらかじめ評価する必要がある．

●心血管疾患のスクリーニングは，無症候の患者においても，複数のリスクファクターを有する場合や脳血管または末梢動脈硬化性疾患を有する場合，心電図で虚血の可能性がある場合，高強度の運動を行う場合には勧められる．

（前略）運動負荷試験は心肺機能の評価と運動効果を判定し，継続のための動機づけを高めるために有効である．（後略）

無症状で座位時間がほとんどの糖尿病患者が，軽度から日常の歩行程度の運動を行うのであれば，基本的には運動負荷試験は不要であると米国糖尿病学会のステートメントでは述べられている[2)]．まず，安静を禁止しからだを動かすことから始めてよいと思われる．

メディカルチェックにおいては，以下の項目を忘れずにチェックすることが必要である．

①運動療法に伴うリスク（高血糖悪化，運動後低血糖，網膜出血，蛋白尿増加，虚血性心疾患の悪化，足病変悪化など）の把握

②服薬歴（β遮断薬服用中では，運動によっても脈拍上昇がないので要注意）

③不整脈，起立性低血圧，感覚神経障害，足背動脈拍動の有無

④冠動脈疾患（無症候性心筋虚血病変）の有無．冠危険因子を有する者は，トレッドミル負荷試験，冠動脈造影 CT や心筋シンチグラフィーが有用

⑤足病変，膝関節，脊椎病変など，整形外科的疾患の有無

3　合併症と運動療法の適応・制限（図）[3)]

1）低血糖のリスク

運動 20〜60 分後に，インスリンおよび経口血糖降下薬の使用患者では，内因性のインスリン分泌抑制が起こらないため運動誘発性の低血糖が起こる．また運動後遅発性低血糖として，運動当日から翌日にも低血糖を生じる恐れがある．

2）高血糖・ケトーシスのリスク

尿ケトン陽性や空腹時血糖値が 250 mg/dL 以上の患者では，運動時にはインスリン拮抗ホルモンの上昇もあるため，さらなる血糖値の上昇やケトーシスの進行などの代謝状態増悪がみられる．このため運動は禁忌である．

3）糖尿病腎症ステージと運動療法適応

腎症第 1，2 期は原則運動可である．

腎症第 3 期では強度の高い運動は蛋白尿が増加する可能性がある．そのため，強度の高い運動は避ける必要がある．

腎症第 4 期は，運動制限がある．散歩やラジオ体操，および体力を維持する程度の運動は可である．運動が腎臓に及ぼす影響に関して，運動の持続時間より運動強度により決定されるといわれている．

腎症第 5 期は，原則として軽運動である．散歩や家事など，日常生活における身体活動量を可能なかぎり低下させないようにする．運動は糖尿病腎症患者の身体機能と QOL を向上させ，透析患者においても有効である．しかし，心血管事故防止の観点からは，血圧を高度（収縮期血圧 180〜200 mmHg）に上げる運動は避けるべきであり，有酸素運動を主体とした中等度までの運動が推奨される．蛋白尿を有する者は，冠動脈疾患も多いことが報告されている．

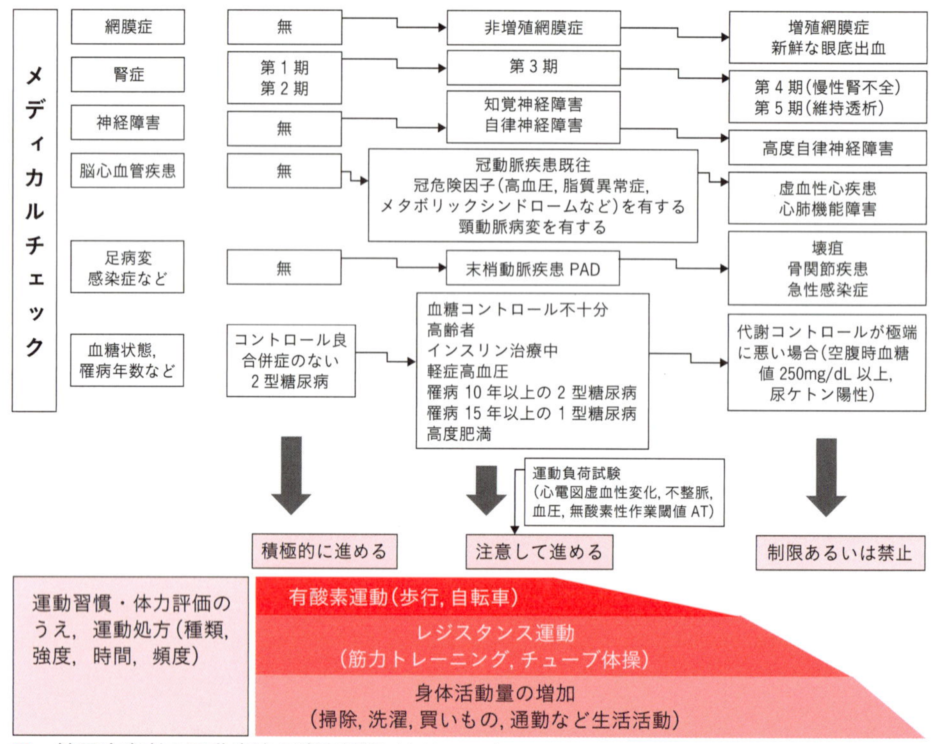

図　**糖尿病患者の運動療法の適応基準**（文献3より）

慢性腎臓病においても運動による腎機能改善が示されており，日本腎臓リハビリテーション学会も2011年に発足している．進行した腎機能障害患者を除いては，有酸素運動を中心とした中等度までの運動が推奨されている．

なお，保険適応に関しては，2016（平成28）年4月に「糖尿病透析予防指導管理料　腎不全期患者指導加算」100点がはじめて認められた．そして2018（平成30）年4月からは，「糖尿病透析予防指導管理料　高度腎機能障害患者指導加算」と名称が変わり，対象患者が腎不全期（eGFR 30mL/分/1.73 m^2 未満）から，高度腎機能障害（eGFR 45 mL/分/1.73 m^2 未満）に拡大された．

【算定用件】高度腎機能障害（eGFR 45 mL/分/1.73 m^2 未満）の患者に対し，専任の医師が，当該患者が腎機能を維持する観点から必要と考えられる運動について，その種類，頻度，強度，時間，留意すべき点等について指導し，また既に運動を開始している患者についてはその状況を確認し，必要に応じて更なる指導を行った場合に，高度腎機能障害患者指導加算として100点を所定点数に加算する（施設基準の限定あり）．

米国糖尿病学会の臨床医ガイドには，以下のように記載されている[4]．

有酸素運動とレジスタンストレーニングは，腎症患者の身体機能やQOLを改善する．全腎症のステージで推奨される．

微量アルブミン尿があっても身体活動の制限は不要である．しかし，顕性蛋白尿では医師が注意深くスクリーニングし，運動開始前にストレステストを施行すべきである．
軽度から中等度の身体活動は，許容範囲の血圧の反応であれば腎症患者でも安全で有益である．
バルサルバ手技や高強度な運動は血圧上昇をさせないために避けるべきである．
有酸素運動は，インターバルをおいて，低レベルより開始し，徐々に上げていくべきである．
筋力改善のため，散歩や水泳，自転車と同時に，レジスタンストレーニングを取り入れる．
透析患者は体力改善のため，透析のあいだに低〜中等度の有酸素運動を行ったほうがよい．
透析患者では，ヘマトクリットやカルシウム，リン，マグネシウムレベルが不均衡ならば運動は禁忌である．

4）糖尿病網膜症ステージと運動療法適応

単純網膜症では通常の運動療法はよいが，バルサルバ手技（怒責するような動作）は避けるなど，過度な血圧上昇をきたさないように注意が必要である．黄斑症や増殖網膜症，硝子体出血を認める場合には運動は禁忌である．頭位を下げる運動は眼圧を上げるため避けるべきである．特にレジスタンス運動で息ごらえさせてはいけない．しかし，この時期でも身体活動量を低下させないことは必要である，術後の安静が必要なとき以外，日常生活活動は行ってよい．

5）糖尿病神経障害と運動療法適応

(1) 感覚神経障害

運動による外傷を無自覚に起こすことがあり，フットケアが必要である．足病変に注意する．適切な靴の選択と足の日常的観察を指導する．水泳および自転車による運動がふさわしい．

(2) 自律神経障害

運動中高血圧，運動後低血圧や，無自覚性低血糖などが認められるので注意を要する．運動時の心拍，血圧の増加反応が悪くなることがあり，Karvonen 法などで計算した脈拍数を運動強度の判定に用いるのは危険である．自覚症状を重視すべきである．自律神経障害の進行したもの（$CV_{R\text{-}R}$ が低下し，起立性低血圧を有する）では，突然死もまれではなく，日常生活以外の運動は禁止が原則である．

6）大血管障害と運動療法適応

狭心症合併例などは心臓リハビリテーションプログラムに従い，監視下で運動療法を開始する．また，下肢閉塞性動脈硬化症でも運動実施により運動能力，疼痛耐性，QOL の改善が期待できる．虚血性心疾患における運動療法には，労作時呼吸困難や疲労感などの心不全症状や狭心症発作などの症状を軽減し，患者の QOL を改善する．
無症候性心筋虚血を有することがあり，そのスクリーニングには注意を要する．
有酸素運動と比較してレジスタンス運動は，心拍数を上げずに血圧上昇も起こさなければ，虚血性心疾患を誘発しにくい．中等度有酸素運動で心電図変化を起こす患者でも，高強度レジスタンスなら ST 変化や不整脈も起こさない．心筋酸素供給量はトレッドミルでは低下しても，レジスタンス運動では低下しない．心血管疾患合併症をもつ患者では，血圧や脈拍を上昇させなければ，レジスタンス運動のほうが，有酸素運動より安全な場合がある[4]．

下肢閉塞性動脈硬化症では，軽～中等度の歩行，水泳，自転車（エルゴメーター），下肢のレジスタンス運動がふさわしい．

7）筋骨格系障害（足病変）と運動療法適応

足病変を有する者はそのほとんどが感覚神経障害を有しており，運動により足潰瘍，壊疽や，微細な骨折などがあっても気づかずに，足の変形をきたすこと（Charcot 足）があり，注意を要する．

進行した神経障害を有する者では，足に強度の負担がかかるような運動（トレッドミル・長時間歩行・ジョギングなど）はなるべく避けるように指導する．

足病変ハイリスク患者や下肢閉塞性動脈硬化症を有する者では特に，心血管障害の有無をスクリーニングする必要がある．

足病変に感染を伴っているときは，歩行などは感染拡大の危険性があり，安静が第一である．

神経障害による凹足変形や Charcot 足の患者では，市販の靴では潰瘍を生じる恐れがあり，足型に合わせた足底板を作成するか，靴を部分修正ないしは作成する．

これら足病変を有する患者でも，座位で行うレジスタンス運動は可能であるので，physical activity は下げないように指導する．水中歩行，腰痛体操を勧める．

おわりに

進行した合併症のある患者においても，身体活動量の増加を図ること，あるいは最低，身体活動量を可能なかぎり低下させないことが重要である．合併症の存在のために過度な安静を指示すると筋力・筋量の低下を招き，インスリン抵抗性が増悪し，血糖コントロールが悪化する．そして，フレイル・サルコペニアをきたしてしまう．また心肺機能が低下し，生命予後をかえって悪化させてしまう．身体活動量を低下させないようにすることが重要である．

●文献

1） 日本糖尿病学会編・著：糖尿病診療ガイドライン 2016．南江堂，2016，p67.
2） Colberg, S. R., Sigal, R. J. et al. : Physical activity/exercise and diabetes : a position statement of the American Diabetes Association. *Diabetes Care*, **39** : 2065～2079, 2016.
3） 細井雅之，薬師寺洋介・他：運動処方の適応と禁忌．糖尿病治療のニューパラダイム（綿田裕孝責任編集），医薬ジャーナル，2014，p221.
4） Colberg, S. R. : “Exercise and Diabetes : A Clinician's Guide to Prescribing Physical Activity”. American Diabetes Association, p122, 2013.

（細井雅之・薬師寺洋介・元山宏華）

2 糖尿病患者に対する有酸素運動・レジスタンス運動による介入研究のまとめと有酸素運動の目標値

はじめに

健康に関連する体力として，全身持久力・筋力・柔軟性があり，それぞれ有酸素運動・レジスタンス運動（筋トレ）・柔軟性運動（ストレッチ）を行うことで高めることができる[1]．

詳細は「第Ⅰ部サイエンス」に譲るが，有酸素運動および，その客観指標である最大酸素摂取量（全身持久力）の生命予後への好影響は糖尿病患者でも報告されている[2,3]．

また，高齢社会を迎えてレジスタンス運動の効果，併用の有用性に関するエビデンスが蓄積されるに至り，米国糖尿病学会の運動指針では2006年から，欧米の一般向け運動指針でも2007年以降，その併用の重要性が明記されている[4,5]．

ただし注意すべきなのは，表1にまとめたようにレジスタンス運動の目的はあくまで筋力・筋量の維持・向上にあり，有酸素運動・身体活動とは目的が異なり，置き換えられるものではない点である．

柔軟性運動については，現在のところエビデンスに乏しいため割愛するが，日常臨床の視点からは，特に低体力者・高齢者では柔軟性運動の重要性は高く，有酸素運動・レジスタンス運動と併用することの重要性は，その目的を明確にしたうえで今後ますます強調されていくものと思われる．

糖尿病患者における運動は，一般向け運動指針と異なる点はないが，本稿では，2型糖尿病患者を対象とした血糖コントロール・リスクファクター・体組成に着目した介入研究を総括し，あらためてその有酸素運動の目標値の根拠と実際について述べる．

1　糖尿病患者に勧められる運動方法は？

前述のように，目的の異なる有酸素運動とレジスタンス運動について同一の指標で評価する

表1　有酸素運動・レジスタンス運動の目的・方法・（糖尿病患者の）目標値（文献1，4，5，14，15，20より作成）

	有酸素運動	レジスタンス運動(筋トレ)
目的	全身持久力の向上	目的とする筋肉の筋力・筋量の向上
健康効果	豊富なエビデンス	有酸素運動とほぼ同様 ＋ロコモティブシンドローム(骨粗鬆症・変形性関節症)の軽減
方法	できるだけこまめに(週3～5回以上) 量(エネルギー消費量＝強度×時間×頻度)が重要 体力向上には強度が重要	できるだけまとめて(週2～3回) 疲労するまで(筋肉へのストレス)が重要 負荷を上げる前にまずセットを増やす
目標値	最低150分間の中等度～高強度運動[14] 週3回以上，中2日間空けない[20] できるだけ毎日 高強度運動であれば75分以上でも 高強度インターバル運動も選択肢	段階的に中等度～高強度 週に連続しない2～3日 8～10種類以上，10～15回を1セットとして1～3セット

ことは本来は困難であるが，糖尿病患者において，両運動を糖代謝・体組成指標の観点から直接比較した検討をいくつか紹介する．

Sigal らは（DARE 研究）[6]，251 人の 2 型糖尿病患者（平均 54 歳，平均 BMI 35）を対象に，6 カ月間の有酸素運動単独，レジスタンス運動単独，両運動併用およびコントロール（運動なし）の 4 群で比較を行い，併用群で HbA1c 改善がより大きかったことを報告した（脂質・血圧・体組成については群間差なし）．続いて Church らは（HART-D 研究）[7]，262 人の 2 型糖尿病患者（平均 56 歳，平均 BMI 35）を対象に同様の介入検討を 9 カ月間行った．この際，先の Sigal らの検討で問題とされた併用群で単独群に比べて運動時間・量が最も多くなる点について，運動量を約 10 METs 時に 3 群ともに統一することで運動時間や運動量による影響を除外した．それでもやはり併用群でのみ有意に HbA1c 改善を認め，体脂肪減少も大きい結果であった．

8 週間以上の有酸素運動・レジスタンス運動の効果を比較した検討のメタアナリシスでも[8]，有酸素運動単独とレジスタンス運動単独の比較では，明らかな差がないものの，併用で改善が最も高いことが報告されている．

糖尿病患者に対するレジスタンス運動の効果をみた 20 件の介入研究のレビューから[9]，血糖コントロールに有効であることに加えて，筋力や筋量増加への好影響が確認されている．レジスタンス運動の強度による効果の差を比較した介入研究（高強度 7 RM[注]，低強度 15 RM）からは，両者に差がなかったことも報告されている[10]．さらに，最近のメタアナリシスでも[11]，レジスタンス運動が血糖コントロールに有用であること，またレジスタンス運動の血糖改善効果が高い特徴としては，ベースラインの血糖コントロールが悪いことに加えて，罹病期間が短い，BMI が低いことが挙げられている．

ただ一方で，有酸素運動単独群でのみ，頸動脈内中膜肥厚（IMT）が有意に抑制されたとする Kadoglou らの報告もあり[12]，（併用群では相対的に有酸素運動の量が減少したためか）理由は明らかでないが効果指標により併用が常に有用とまではいえないかもしれない．

日常臨床の視点から，わが国では「1 日 1 万歩」のようにウオーキングを代表とした有酸素運動の定着は高い一方で，レジスタンス運動には指導が必要なこともあり，十分浸透していない現状がある．「1 日 1 万歩」の指導では，筋力が不十分なものでは膝痛をはじめとした運動器障害の発生や，（強度不足のため）時間ばかりかかって効果が上がらない例がよく経験される．特にロコモティブシンドロームのリスクが高く，筋力・筋量の減少がみられる高齢者では，筋肉の質を上げる有酸素運動でなく，まず（質を上げるための）筋肉の量を増やすことのできるレジスタンス運動およびその併用が，健康寿命延伸の観点からも今後ますます重要になると考えられる．

実際に，前述の DARE 研究の別解析からは，55 歳以上の中高齢者では，有酸素運動単独でなくレジスタンス運動併用群で十分な全身持久力の改善を認めており[13]，筋力・筋量が向上することで，運動強度・運動量が増加し，体力改善も期待できたと考えられる．

最後に HbA1c 改善をエンドポイントとした運動介入研究を見る際の注意点について述べる．HbA1c 改善の程度はベースラインの HbA1c 値により改善度が大きくなる（悪いほうが改善も大きい）だけでなく[7]，投薬の調整・食事の影響を大きく受けるうえ，運動量を規定する運動強度の正確な評価は難しい．そのため，異なる研究間で運動内容・方法による効果の違いを

注：repetition maximum，最大反復回数

HbA1c 改善の程度のみで評価することは難しい点にあらかじめ注意が必要である．

2　有酸素運動の目標値は？

表 1 にまとめた目標値は[14, 15]，一般向けの運動指針と同様である[4, 5]．血糖・体重コントロールが目的となる場合，段階的に運動量を増やし，（最低）推奨レベルの倍量まで増やすことが勧められているが[5]，2 型糖尿病患者を対象とした介入研究からもその可能性が指摘されている．

Balducci らは（IDES 研究）[16]，2 型糖尿病患者（平均 59 歳，平均 BMI 32）606 人を対象に，12 カ月間，週 2 回の有酸素運動とレジスタンス運動による介入（約 10 METs 時 / 週）を行い，運動カウンセリングのみの対照群と比較検討した．本研究ではいずれの群においても（非監視下）身体活動の増加が等しくみられた結果，対照群においても，週当たり約 150 分の中等度強度運動に相当する約 10 METs 時 / 週の活動量増加があったにもかかわらず，対照群での代謝改善効果は血圧など限定的で，約 20 METs 時 / 週の増加を認めた介入群で有意に改善が大きかった．

同様に，DiLoreto らの運動カウンセリングによる（非監視下運動）介入試験のサブ解析でも[17]，2 年後に 10 METs 時 / 週以上の有酸素運動を行えていたものでは，HbA1c・血圧・中性脂肪などで改善がみられたのに対して，20 METs 時 / 週以上行えていたものでは，さらに体重・ウエスト周囲長・HDL コレステロールなど，ほぼすべての指標で改善がみられた．

Umpierre らのメタアナリシスでも[14]，週 150 分以上の（監視下）運動がそれ以下の運動に比べて，より血糖改善効果（HbA1c 改善，−0.89％vs. −0.36％）が大きかったことが報告されている．

図のシェーマに示すように，一般人においても運動量・反応関係は以前から知られており[4]，運動強度（METs）と運動量（時間）および運動頻度（週当たりの回数）の積で表される運動量（METs 時 / 週）が健康効果と比例関係にある．ただ，最近は週 150 分以下の身体活動の増加でも，特にきわめて活動量の少ない群では有効である可能性が指摘され，図の血圧・寿命で示したようなカーブが想定されている[18, 19]．その一方で，血糖や体重との関係については，どれだけ運動で糖やエネルギーを消費したかにかかっているため，直線的な量・反応関係を示すと考えられている．そのため，健常人に比べて糖尿病患者でより運動量が必要であるかについ

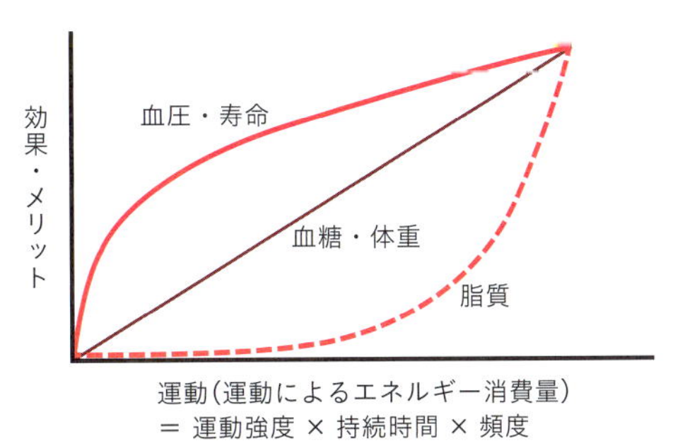

図　有酸素運動の量・反応関係のシェーマ
（文献 18，19 より作成）

ては明確でないが，糖尿病患者では筋力の低下や合併症などにより，運動強度が低くなりやすく，運動時間ばかりかかって効果が上がりにくいこと，またその結果として運動量が過大評価されやすいことから，最終的には（少なくとも）推奨レベル以上を目指すことが必要と考えられる．

わが国では，「1 日 1 万歩」という推奨量が古くからあり，これは最低週 150 分以上の欧米基準に比べもともと 2 倍以上の推奨量となっている．ただ，1 日 1 万歩の問題点は，運動時間しかわからず，運動強度が不明で正確に運動量が算出できない点で，筋力・体力の劣る者では時間ばかりかかって効果が上がらない可能性が高いことに注意が必要となる．

以上から，わが国の「糖尿病診療ガイドライン 2016」でもほぼ表 1 と同様の内容が示されており，頻度を最も強調し，できれば毎日，少なくとも週 3〜5 回，強度は中等度強度で，20〜60 分間行い，週当たり計 150 分以上をまず勧めている．また週 2〜3 回のレジスタンス運動の併用，準備運動としてのストレッチなどを勧めている．

参考までに，週 3 回以上という糖尿病患者への推奨頻度の根拠は，持続運動の糖代謝改善効果が約 3 日間は続くであろうという検討結果による[20]．

最後に繰り返しになるが，図に示すように，運動による健康効果は，特に活動量の低い人ほど高いものであり，これまでまったく運動していない初心者（beginners）や高齢者では，まずは 10 分でも現在よりも運動することで初期には効果が期待でき，徐々に推奨量を目指すことが勧められている[5]．すなわちいまより 10 分でもからだを動かすことから徐々に運動を増やしていくことで効果が期待できる（プラステン，健康づくりのための身体活動基準 2013，アクティブガイド）ことを強調すべきである．

3　勧められる運動強度は？

2001 年に出された Boule らのメタアナリシスでは[21]運動強度の重要性が示唆されたものの，その後，糖尿病患者を対象として直接的に運動量を合わせて運動強度を変えた介入研究からは，運動量と独立した運動強度による効果の差は明らかとなっていない．Hansen らは[22]，50 人の 2 型糖尿病患者（平均 59 歳，平均 BMI 32）を対象に 50％最大強度（低〜中強度）と 75％最大強度（中〜高強度）を比較した 6 カ月の RCT（ランダム化比較試験）で，両群が体力指標を含め同程度の改善で差がみられなかったと報告している．Bulducci らも前述の IDES 研究のサブ解析で[23]，量が同一で強度を 55％と 70％で比較して（レジスタンス運動についても 60％RM vs. 80％RM）両群で明らかな差がなかったことを報告している．ただし，糖尿病患者ではもともと全身持久力が健常人に比べて低いことが多く，この研究における最大酸素摂取量 / 運動強度はそれぞれ約 6 METs[22]，約 7.4 METs[23]で，群間での強度差は小さく（1〜1.5 METs）差が出にくい点には注意が必要で，近年の運動強度の重要性を示唆する報告[19, 24]を軽視する根拠とはならないと考えられる．

最近さらに，運動量ではなく運動強度のみに着目した高強度インターバル運動の効果が，健常人のみならず心疾患患者や糖尿病患者のような低体力者でも注目されている[25]．

ポイントは，5 分（通常は数分）と続けることのできない高強度運動を休息を挟み繰り返し行う点である．短時間の運動にもかかわらず代謝・体力改善効果が通常の持続運動より高いとする報告が多く，糖尿病患者での検討でも（少数かつ短期間でコントロールのない研究が多い

表 2　有酸素運動のオプション

1. まとめて行う運動(強度・時間・頻度を増やして**運動量**を最大化) →(従来の)基本指導
2. こまめに行う・じっとしていない(強度・時間は問わずに**頻度**を最大化) →不活動時間(座位時間)をできるかぎり減らす
3. 高強度インターバル運動(時間・頻度は問わずに**強度**を最大化) →より短時間でよい一方，リスク回避のため運動に慣れてから徐々に

現状ではあるものの)，インスリン抵抗性および最大酸素摂取量（全身持久力）の改善に，通常の運動量に着目した持続運動に比べて優れることが報告されている[26].

以上より運動強度は，体力向上や時間効率性・効果の観点からきわめて重要である一方，日常臨床では，運動習慣がなく体力の低下していることの多い 2 型糖尿病患者に運動強度を強調することの優先順位はまずは低いと考えられる．運動頻度や運動時間を徐々に増加させるなかで，レジスタンス運動も併用して徐々に運動強度を増加させ，結果として運動量をさらに増加させていく方法が，安全面からもまずは一般的に推奨される．

4　じっとしていないことの重要性 —有酸素運動のオプション？—

1990 年代の Levine らの「無意識のうちに行われる身体活動によるエネルギー消費（non-exercise activity thermogenesis：NEAT)」がエネルギーバランスに大きな影響（～300 kcal/ 日）を与えているとの報告以来[27]，身体活動とは独立した身体不活動の弊害が最近注目されている．特に身体活動量の少ない者では不活動によるリスクが高まることが報告されており[28]，日常臨床では重要な点である．

身体不活動の評価は容易でないこともあり，まだエビデンスは十分でないが，そもそも中等度強度に相当する 3 METs 以上の運動を有酸素運動レベルとして行えない低体力者が少なくない糖尿病患者では，特に重要と考えられる．

また，身体不活動を減らすことは，運動量を規定する 3 要素のうち運動強度と運動時間は一切考慮せず，頻度を極限まで増やすことと捉えることもでき，表 2 に示すように広い意味での有酸素運動のオプションといえる．座位時間につながりやすいテレビ視聴中に，コマーシャルのたびごとに立ち上がる・少しでもからだを動かすことなど，「じっとしていない」「こまめにからだを動かす」「座位時間を減らす」指導といえる．

わが国の身体活動基準（アクティブガイド）でも高齢者の基準値の説明に「じっとしないで 1 日 40 分」という座位行動を減少させるメッセージが含まれており，移動を含めた余暇身体活動以外の身体活動が多いわが国では，だれにでも勧めることができ，特にまとまった運動の難しい者では重要なメッセージといえる．

おわりに

糖尿病患者に対する有酸素運動の目標値は，一般向けの目標値と異なることはない．しかし，血糖や体重のコントロールを目標とする場合には，通常推奨量以上の運動を最終的に目指すことが望まれる．

その一方で，全身持久力および筋力の低下がみられることの多い糖尿病患者では，低血糖や無症候性心筋虚血，合併症悪化のリスクも相まって，運動強度よりは運動頻度・運動時間を増加させることがまず勧められる．また，高齢者のように筋力の低下した者では，運動強度が不十分なため時間ばかりかかってなかなか運動量が増えず，効果が上がらないことが予想され，レジスタンス運動の併用が強く勧められる．

ただし，運動量（身体活動量）が多いほど健康効果・体力向上効果は高いものの，運動習慣のない者では，いまより少しでも（10分でも）多くからだを動かすことの有用性（プラステン）は強調すべきである．さらに，運動強度が期待できない，高齢者や合併症のある者では，運動頻度を極限まで増やす「じっとしていない」指導も非常に重要である．同様に，運動量でなく運動強度に注目した高強度インターバル運動も，糖尿病患者でも今後オプションとして注目される．

●文献

1) Garber, C. E., Blissmer, B. et al. : American College of Sports Medicine position stand. Quantity and quality of exercise for developing and maintaining cardiorespiratory, musculoskeletal, and neuromotor fitness in apparently healthy adults : guidance for prescribing exercise. *Med Sci Sports Exerc*, **43** : 1334〜1359, 2011.
2) Church, T. S., LaMonte, M. J. et al. : Cardiorespiratory fitness and body mass index as predictors of cardiovascular disease mortality among men with diabetes. *Arch Intern Med*, **165** : 2114〜2120, 2005.
3) Sone, H., Tanaka, S. et al. : Leisure-time physical activity is a significant predictor of stroke and total mortality in Japanese patients with type 2 diabetes : analysis from the Japan Diabetes Complications Study (JDCS). *Diabetologia*, **56** : 1021〜1030, 2013.
4) Haskell, W. L., Lee, I. M. et al. : Physical activity and public health : updated recommendation for adults from the American College of Sports Medicine and the American Heart Association. *Circulation*, **116** : 1081〜1093, 2007.
5) O'Donovan, G., Blazevich, A. J. et al. : The ABC of Physical Activity for Health : a consensus statement from the British Association of Sport and Exercise Sciences. *J Sports Sci*, **28** : 573〜591, 2010.
6) Sigal, R. J., Kenny, G. P. et al. : Effects of aerobic training, resistance training, or both on glycemic control in type 2 diabetes : a randomized trial. *Ann Intern Med*, **147** : 357〜369, 2007.
7) Church, T. S., Blair, S. N. et al. : Effects of aerobic and resistance training on hemoglobin A1c levels in patients with type 2 diabetes: a randomized controlled trial. *JAMA*, **304** : 2253〜2262, 2010.
8) Schwingshackl, L., Missbach, B. et al. : Impact of different training modalities on glycaemic control and blood lipids in patients with type 2 diabetes : a systematic review and network meta-analysis. *Diabetologia*, **57** : 1789〜1797, 2014.
9) Gordon, B. A., Benson, A. C. et al. : Resistance training improves metabolic health in type 2 diabetes : a systematic review. *Diabetes Res Clin Pract*, **83** : 157〜175, 2009.
10) Yang, P., Swardfager, W. et al. : Finding the Optimal volume and intensity of Resistance Training Exercise for Type 2 Diabetes : The FORTE Study, a Randomized Trial. *Diabetes Res Clin Pract*, **130** : 98〜107, 2017.
11) Ishiguro, H., Kodama, S. et al. : In Search of the Ideal Resistance Training Program to Improve Glycemic Control and its Indication for Patients with Type 2 Diabetes Mellitus : A Systematic Review and Meta-Analysis. *Sports Med*, **46** : 67〜77, 2016.
12) Kadoglou, N. P., Fotiadis, G. et al. : The differential anti-inflammatory effects of exercise modalities and their association with early carotid atherosclerosis progression in patients with type 2 diabetes. *Diabet Med*, **30** : e41〜e50, 2013.
13) Larose, J., Sigal, R. J. et al. : Effect of exercise training on physical fitness in type II diabetes mellitus. *Med Sci Sports Exerc*, **42** : 1439〜1447, 2010.
14) Umpierre, D., Ribeiro, P. A. et al. : Physical activity advice only or structured exercise training and association with HbA1c levels in type 2 diabetes : a systematic review and meta-analysis. *JAMA*, **305** : 1790〜1799, 2011.
15) Colberg, S. R., Sigal, R. J. et al. : Physical Activity/Exercise and Diabetes : A Position Statement of the American Diabetes Association. *Diabetes Care*, **39** : 2065〜2079, 2016.
16) Balducci, S., Zanuso, S. et al. : Effect of an intensive exercise intervention strategy on modifiable cardiovascular

risk factors in subjects with type 2 diabetes mellitus : a randomized controlled trial : the Italian Diabetes and Exercise Study (IDES). *Arch Intern Med*, **170** : 1794〜1803, 2010.
17) Di Loreto, C., Fanelli, C. et al. : Make your diabetic patients walk : long-term impact of different amounts of physical activity on type 2 diabetes. *Diabetes Care*, **28** : 1295〜1302, 2005.
18) Arem, H., Moore, S. C. et al. : Leisure time physical activity and mortality : a detailed pooled analysis of the dose-response relationship. *JAMA Intern Med*, **175** : 959〜967, 2015.
19) Wen, C. P., Wai, J. P. et al. : Minimum amount of physical activity for reduced mortality and extended life expectancy : a prospective cohort study. *Lancet*, **378** : 1244〜1253, 2011.
20) King, D. S., Baldus, P. J. et al. : Time course for exercise-induced alterations in insulin action and glucose tolerance in middle-aged people. *J Appl Physiol (1985)*, **78** : 17〜22, 1995.
21) Boulé, N. G., Haddad, E. et al. : Effects of exercise on glycemic control and body mass in type 2 diabetes mellitus : a meta-analysis of controlled clinical trials. *JAMA*, **286** : 1218〜1227, 2001.
22) Hansen, D., Dendale, P. et al. : Continuous low- to moderate-intensity exercise training is as effective as moderate- to high-intensity exercise training at lowering blood HbA (1c) in obese type 2 diabetes patients. *Diabetologia*, **52** : 1789〜1797, 2009.
23) Balducci, S., Zanuso, S. et al. : Effect of high- versus low-intensity supervised aerobic and resistance training on modifiable cardiovascular risk factors in type 2 diabetes ; the Italian Diabetes and Exercise Study (IDES). *PLoS One*, **7** : e49297, 2012.
24) Gebel, K., Ding, D. et al. : Effect of Moderate to Vigorous Physical Activity on All-Cause Mortality in Middle-aged and Older Australians. *JAMA Intern Med*, **175** : 970〜977, 2015.
25) Gibala, M. J., Little, J. P. et al. : Physiological adaptations to low-volume, high-intensity interval training in health and disease. *J Physiol*, **590** : 1077〜1084, 2012.
26) Jelleyman, C., Yates, T. et al. : The effects of high-intensity interval training on glucose regulation and insulin resistance : a meta-analysis. *Obes Rev*, **16** : 942〜961, 2015.
27) Levine, J. A., Eberhardt, N. L. et al. : Role of nonexercise activity thermogenesis in resistance to fat gain in humans. *Science*, **283** : 212〜214, 1999.
28) Ekelund, U., Steene-Johannessen, J. et al. : Does physical activity attenuate, or even eliminate, the detrimental association of sitting time with mortality? A harmonised meta-analysis of data from more than 1 million men and women. *Lancet*, **388** : 1302〜1310, 2016.

（東 宏一郎）

3 レジスタンス運動の目標値とその実践

はじめに

糖尿病は，低筋力に関する独立したリスク因子であり[1)]，筋力の減少と身体的機能の低下を加速する[2)]．糖尿病患者は，これまで推奨されてきたよりも頻繁にからだを動かすべきとする米国糖尿病学会（ADA）によるガイドラインが発表された[3)]．2型糖尿病患者または発症リスクのある人では，座位時間が長くなると血糖コントロールの悪化と代謝リスクが重複する[4)]．日常生活の電化や機械化は，快適と裏腹に活動筋力の低下を招く．そして，超高齢社会を迎えたわが国においてはフレイル対策も重要である．また，糖尿病治療に有用性が高いとされる有酸素運動を実践するためにも筋力や筋持久力が欠かせない．

このような筋力低下，フレイルへの対策，効果的運動の実践には，筋肉へ負荷を与え筋力や筋量の増加を図り，バランス能力・柔軟性・関節可動域などへのレジスタンス運動の実践が重要である．

なおレジスタンス運動には，血糖コントロール・インスリン抵抗性・脂肪量・血圧・筋力・除脂肪体重の改善効果[5)]などが示されている．

本稿では，レジスタンス運動の基本理論を述べ，目標としては，ER（exercise resistance）[注1]およびAR（ADL resistance）[注2]としてレジスタンス運動を掲げ，また実践はER・ARおのおののプログラムを提示する．

1　レジスタンス運動の基本理論

1）レジスタンス運動とは

レジスタンス運動は，骨格筋の出力および持久力の維持向上や筋肥大を目的とし，骨格筋へ抵抗すなわちレジスタンス（resistance）をかけることによって行う運動（トレーニング）である．

レジスタンス運動による筋肥大のメカニズムは，①メカニカルストレス，②筋繊維の損傷・再生，③代謝環境，④酸素環境，⑤ホルモン・成長因子の5つがある．

2）レジスタンス運動の一次効果と二次効果

一次効果とは，運動の初期における筋力増強は筋肥大ではなく「運動単位の動員（recruitment）」「発射頻度（firing rate）の増加」「運動単位の活動時相による調節（synchronization）」など，主に神経因子によって筋出力が増大する．

注1　積極的な運動療法としてのレジスタンス運動．たとえば有酸素運動とレジスタンス運動の組み合わせではレジスタンス運動を最初に行うと低血糖を呈しにくい[6)]など

注2　高齢者の筋力向上とADL維持のためのレジスタンス運動．フレイルや転倒の予防など

二次効果とは，トレーニングが4〜6週程度経過すると神経要素に加えて筋肥大を伴う筋力の増加である．二次効果には，①筋量・筋力の増加，②骨密度の増加，③身体のエネルギー消費の増加などの身体組成，④有酸素運動能力の向上，⑤静的・動的バランスの改善，⑥関節炎の徴候と症状の改善，⑦歩行速度の改善など身体機能，⑧インスリンの感受性改善，⑨肥満改善・内臓脂肪の減少，⑩蛋白質代謝の改善など代謝機能，⑪抑うつ症状の減少，⑫自己効力感の向上，⑬気力の改善，⑭食欲の増加，⑮睡眠の改善など，心身機能へさまざまな効果を導く．

3）レジスタンストレーニングの原理と原則

レジスタンストレーニングには3つの原理と5つの原則が存在する．3つの原理とは，過負荷の原理（運動効果を得るには一定のレベル以上の負荷を与える），可逆性の原理（運動効果は中断により徐々に運動前の状態に戻る），特異性の原理（レジスタンス運動を行った筋肉に特異的な効果が現れる）である．5つの原則には，全面性の原則（体力要素を全面的に高める運動），意識性の原則（運動の内容や目的を意識して行う），漸進性の原則（運動効果をふまえ段階的に負荷を高めていく），反復性の原則（運動は継続して行うと効果に結びつく），個別性の原則（個々の体力や能力に合わせて行う）がある．この原理と原則がレジスタンス運動の効果となる．

4）筋力要素と筋収縮様式

筋力には，筋収縮力と筋瞬発力と筋持久力の3つの要素があり，筋力強化には以下の3つの様式がある．

(1) 等尺性運動（isometric contraction：IMC）

特殊な器具を使用せず関節を動かさず同じ姿勢で静的に一定の力を筋肉に与え，筋肉の衰え（萎縮）の防止や改善に適している方法．

(2) 等張性運動（isotonic comtraction：ISC）

筋肉を収縮・伸張しながら関節運動を伴い筋肉に負荷をかけて行う．運動の速さの変化も負荷となり，高齢者においての軽度負荷でゆっくりとした動作に適している．

(3) 等速性運動（isokinetic constraction：IKC）

関節の運動速度を一定にコントロールし主に機械を用いて行う．筋力評価にも利用されるため特殊な機器が必要となり一般的ではない．

なお，本稿におけるレジスタンス運動は，等尺性運動と等張性運動の組み合わせを述べる．

5）レジスタンス運動の実践と2つの運動形式

レジスタンス運動には，主に単関節をはたらかせる開放性運動連鎖（open kinetic chain：OKC）と，多関節がはたらく閉鎖性運動連鎖（closed kinetic chain：CKC）とがあり，前述した筋の収縮様式と組み合わせて行う．

(1) 開放性運動連鎖（OKC）の特徴（図1）

主に上肢・下肢などが固定されない地面や床面から離した非荷重位でのレジスタンス運動であり，ベッドの上などで足が固定されていない状態で足を挙上したり回旋したりする動きでの運動である．

特徴として以下の点が挙げられる．

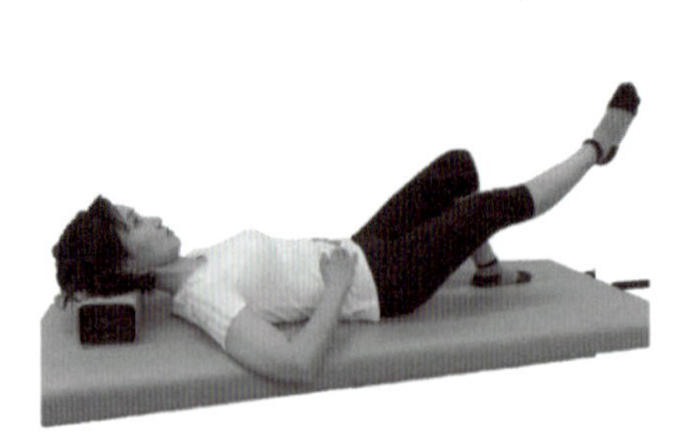
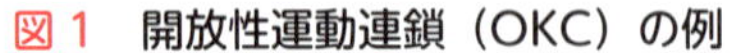

図1　開放性運動連鎖（OKC）の例

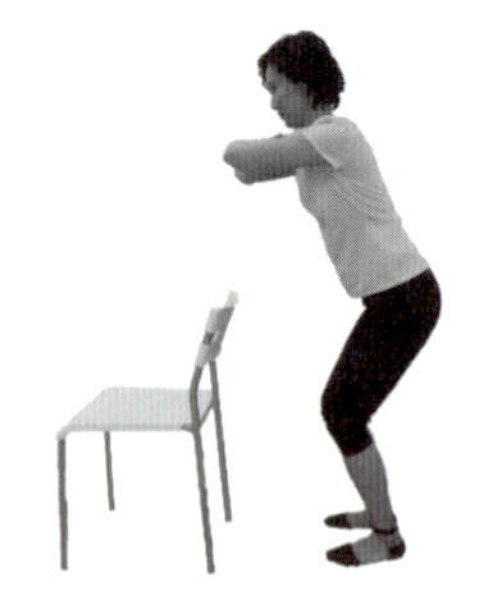

図2　閉鎖性運動連鎖（CKC）の例

・目的とした筋肉にアプローチしやすい
・荷重位でないため重力やからだの重さを利用でき負荷抵抗の調節ができる
・道具などを用いずにホームエクササイズとしても行える
・荷重制限がある場合でも行うことができる
・日常生活には直接ない動作での筋抵抗運動である
・術者（指導者）による神経筋促通や抑制を利用した運動療法が行える

OKCは，立位になれない場合や立位での運動が難しい場合に有効であり，目的とする筋肉に対して行うトレーニングに向いている．

(2) 閉鎖性運動連鎖（CKC）の特徴（図2）

上肢・下肢の末端が固定された状態で地面や床面に接した荷重位で行う運動である．たとえば，スクワットや腕立て伏せのような運動が該当する．

特徴として以下の点が挙げられる．

・目的とした筋へのアプローチよりも運動動作などを修正することが目的になる
・荷重位であるため関節などへの負荷が比較的高い
・多関節運動の運動で身体の協調性を高める
・道具などを用いずにホームエクササイズとしても行える
・日常生活動作に近い動きでの筋抵抗運動である

CKCは多関節運動（運動連鎖）や協調性など，筋群が協調してはたらくために機能的なトレーニングに向いている．

(3) レジスタンス運動におけるOKCとCKCの組み合わせ

たとえば，筋力や筋量の減少および筋萎縮などが生じている高齢者には，立ち上がるための筋力と動作，歩くための筋力と動作など，特異性の原理をふまえ筋力低下はOKCによる対象筋へのアプローチで強化し，直後に動作フォームはCKCによる協調動作で運動連鎖を整える．この組み合わせから日常生活への動作につなげる．

2　実践レジスタンス運動

1）骨格筋の特徴を考慮したレジスタンス運動

身体機能が低下する際には，糖尿病治療に有用性が高いとされる有酸素運動を実践するための呼吸循環器系や筋持久力が低下する．また，筋量および筋力の減少は日常生活における活動

表　骨格筋のタイプ別分類

特徴	遅筋	中間	速筋
筋繊維	タイプⅠ	タイプⅡa	タイプⅡb
色	赤		白
代謝	有酸素		無酸素
収縮速度	遅い		速い
持久力	高い		低い
熱	少し		多い
加齢	比較的維持		減少
筋トレ	反応乏しい		反応

（石原昭彦・他：糖尿病，**51**：459～463，2006より改変）

力低下や転倒リスクの増加[7)]にも影響を及ぼす．

骨格筋のタイプ別分類（表）より，持久性に富んだ遅筋とパワーに富んだ速筋がある．また中間筋は，遅筋と速筋のいずれかに特化せず双方の性質を持ち合わせた筋である．しかし不活動により骨格筋は，双方の低下を生じた中間筋へと変化する．なお，加齢に伴い骨格筋に生じる特徴的な変化は，速筋における筋力低下である．しかしまた同時に速筋は，筋肉トレーニング（レジスタンス運動）による反応が高いことが示されている（図3）．

このような骨格筋のタイプ別の特徴を考慮してトレーニングを実践する．レジスタンス運動のERには，有酸素運動を効果的に行うための歩行能力に欠かせない速筋群である大腿四頭筋と腓腹筋の筋力が必要である．また，レジスタンス運動のARには，図4に示すつまずきによる転倒時に他足が即座に骨盤より前方にリカバリーステップできるか否かが重要であり，これには中間筋である大腰筋，大殿筋，ハムストリングスの筋力と作用が関与する．

2）レジスタンス運動の実践に向けた運動器の評価

筋力やバランス調整力の低下は，アライメント不良による生活の動作で運動器への支障をきたしていることもあり，その評価もふまえた指導が必要である．そこで日本整形外科学会より示されているロコモチェックを活用し，ADL上の動作における筋力および運動器支障の有無と運動能を把握しておくことは，運動を安全に行うための評価となる．以下に，外来診療などで実施可能な2つのチェック法を示す．

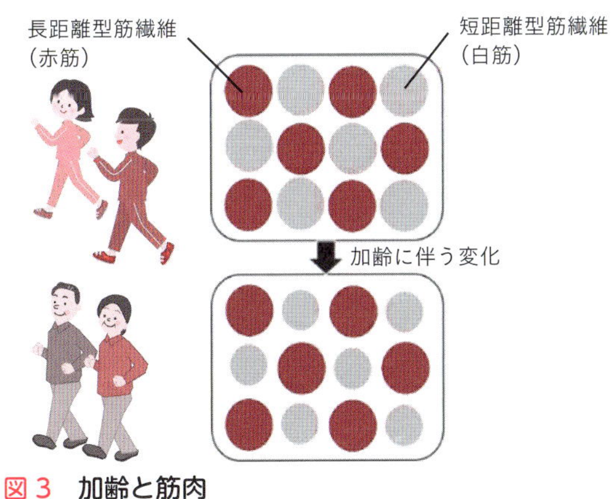

図3　加齢と筋肉

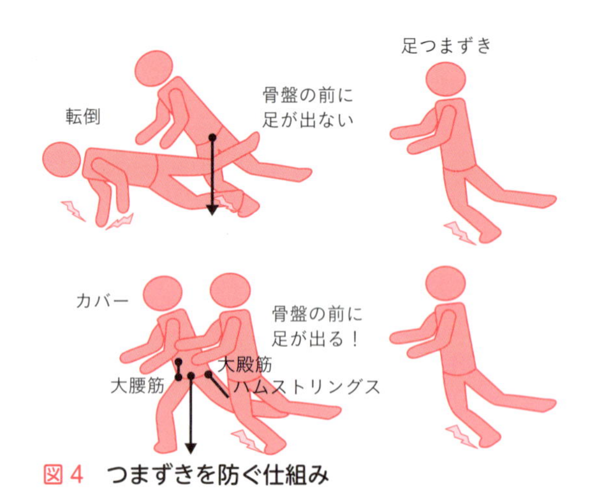

図 4　つまずきを防ぐ仕組み

40 cm → 10 cm の 4 種類の高さの台に腕を組んで座り，両脚 → 片脚の順で
40 cm 台から反動をつけずに立ち上がり 3 秒間保持．40 cm → 10 cm へ順に行う．

〈両脚の場合〉　〈片脚の場合〉

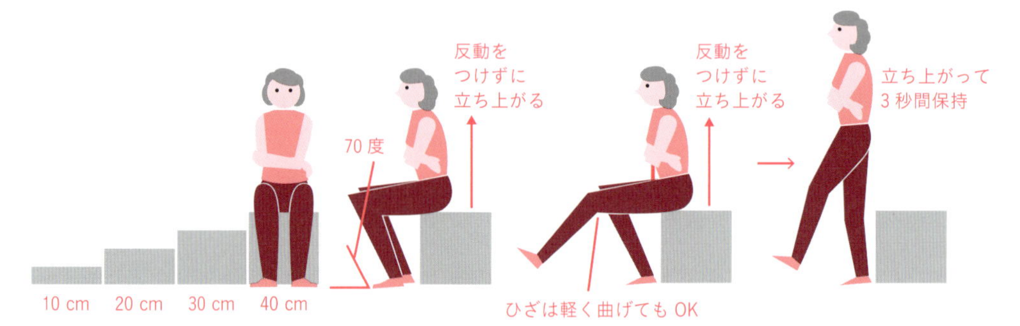

測定結果：
左右ともに片脚で立ち上がれた一番低い台の高さを測定結果とする．
40 cm の台において，片脚で立ち上がれなかった場合は，両脚で立ち上がれた一番低い台の高さを測定結果とする．

図 5　ロコモチェック 1 「立ち上がりテスト」
（日本整形外科学会，ロコモ チャレンジ！推進協議会：ロコモパンフレット2015年版，2015，p. 5より）

(1) ロコモチェック 1「立ち上がりテスト」（図 5）

ロコモチェック 1 は垂直移動力の筋力評価と関係し，椅子（40 cm 程度）から片脚で立ち上がりが可能ならば WBI 60%（ジョギングなど軽い運動ができる）である．両足で 20 cm の高さの台から立ち上がり可能ならば WBI 40%強で，安定して歩ける筋力と評価される．また，この動作上での運動器の疼痛などの有無も評価とする．

(2) ロコモチェック 2「2 ステップテスト」（図 6）

ロコモチェック 2 は，垂平移動力の筋力評価である．2 ステップでバランスを崩さない範囲でできるだけ大股で 2 歩歩き，その距離（cm）を身長（cm）で割った値で評価する．この評価は歩行速度との関係もあるが，歩幅÷身長<1.25 であると転倒リスクが高まる．またロコモチェック 1 と同様，この動作上での運動器の疼痛などの有無も評価とする．

以上のロコモチェックより得られた結果より運動器への問題がある場合には，整形外科的治療へ専念する．運動器における問題がない場合は，筋力とテスト動作から得た情報をふまえた

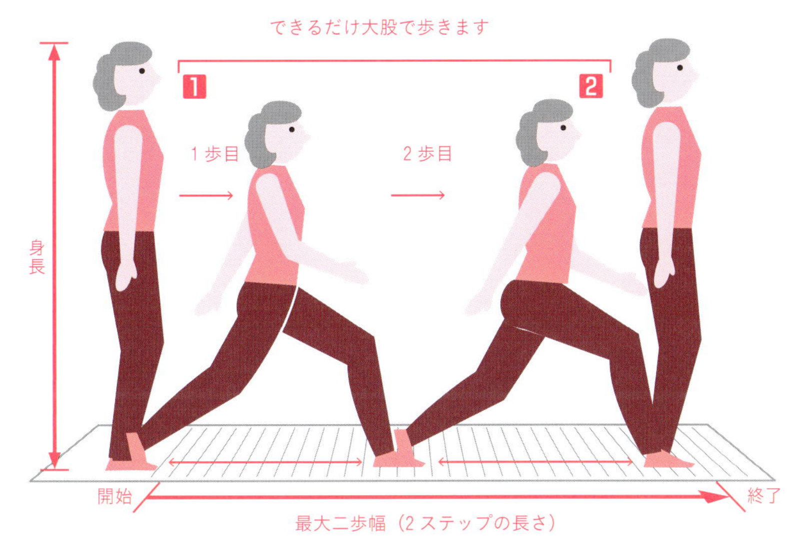

最大二歩幅 ÷ 身長

図 6　ロコモチェック 2 「2 ステップテスト」
（日本整形外科学会，ロコモ チャレンジ！推進協議会：ロコモパンフレット2015年版，2015，p. 6より）

レジスタンス運動のプログラムへとつなげていく．なお，ロコモチェック方法における詳細は，以下を参考にしていただきたい（ロコモチャレンジ！「ロコモ度テスト」https:/locomo-joa.jp/check/test/）．

3）実践レジスタンス運動

(1) レジスタンス運動の指導上のポイント

①レジスタンス運動に不慣れな患者（特に高齢者）には，運動の目的や必要性を正しく説明し，運動に伴う姿勢や動作への誤った運動パターンを習得しないように運動時の姿勢や運動方向などを正しく行えるよう指導する．

②レジスタンス運動の実践では，OKC から CKC への流れを原則とし，特に高齢者においては安定した姿勢で筋力を高め，段階的に実践動作へと導く方法が適用される．

③②をふまえて，より筋力や筋量を獲得したい部位のレジスタンス運動を前半に行うと効果的である[8]．

④レジスタンス運動の前後には，ウオームアップとクーリングダウンを行って筋疲労を残さないことが重要である．また，筋力の超回復を考慮した頻度も重要である．

⑤糖尿病において関節拘縮は，加齢と高血糖によって加速する終末糖化産物（AGE）の形成によって部分的にもたらされる[9]．したがって，レジスタンス運動に先がけストレッチングを実践しておきコラーゲンの糖化防止（線維芽細胞活性化促進）を図ることも考慮する．

⑥レジスタンス運動で行う 1 セットの回数 R（repetition）は，ER・AR でそれぞれの目的によって異なるが，実施の際のフォームが乱れないよう 1R10 回を上限として行い，より強化を図る場合はセット数を増やす．

実践レジスタンス運動			対象		主な筋肉
			ER	AR	
A. 体幹筋力					
	OKC	A-1 実践レジスタンス体幹支持力の基本		◎	⑨
	OKC	A-2 実践レジスタンス体幹支持力の応用	◎	○	⑦⑨
B. 体幹と下肢のレジスタンス運動(股関節伸展筋群)					
	CKC	B-1 実践ウオームアップ(ステアウオーク)	◎	○	①②③⑤⑥⑩
	OKC	B-2 実践ウオームアップ(ウオームアップストレッチング)	○	◎	②③
	CKC	B-3 実践レジスタンス：ブリッジングエクササイズ	○	◎	②③⑤
	CKC	B-4 実践レジスタンス：4ポイントエルボーニー	◎	○	③④⑦⑧
	CKC	B-5 実践レジスタンス：ニーリングスタンダップ		◎	②③④⑦
C. 下肢筋群のレジスタンス運動(膝関節伸展筋群)					
	OKC	C-1 実践レジスタンス：レッグエクステンション	○	◎	⑤
	CKC	C-2 実践レジスタンス運動：チョビ歩行	○	◎	②③④
	CKC	C-3 実践レジスタンス運動：腓腹筋(速筋)	◎	○	②
	CKC	C-4 実践レジスタンス運動：ヒラメ筋(遅筋)	◎	○	①
	CKC	C-5 実践レジスタンス運動：ダイナミックフラミンゴ療法		◎	①②③⑤⑦
D. 全身トータルレジスタンス運動					
	CKC	D-1 実践レジスタンス運動：ベイシック・スクワット		○	①〜⑩
	CKC	D-2 実践レジスタンス運動：ローイング・スクワット	◎	◎	①〜⑩
	CKC	D-3 実践レジスタンス運動：スロー・スクワット	◎	○	①〜⑩

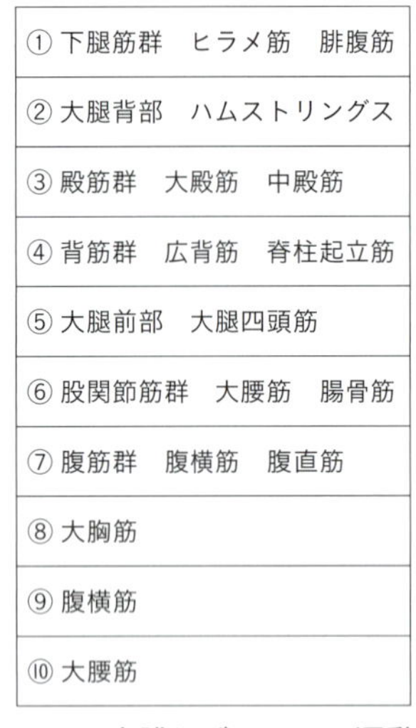

① 下腿筋群　ヒラメ筋　腓腹筋
② 大腿背部　ハムストリングス
③ 殿筋群　大殿筋　中殿筋
④ 背筋群　広背筋　脊柱起立筋
⑤ 大腿前部　大腿四頭筋
⑥ 股関節筋群　大腰筋　腸骨筋
⑦ 腹筋群　腹横筋　腹直筋
⑧ 大胸筋
⑨ 腹横筋
⑩ 大腰筋

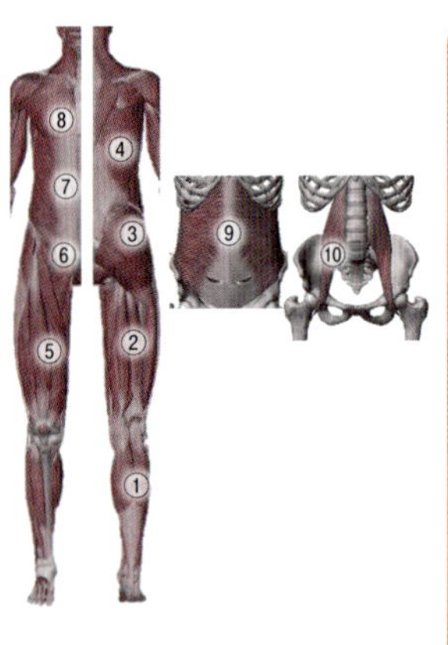

実践プログラム例

- ☑ 転倒予防プログラム：A-1＋B-3＋B-5＋C-3＋C-5
- ☑ つまずきフォロー：A-2＋B-1＋B-2＋B-3＋C-3
- ☑ 腰痛予防と改善：A-2＋B-4＋B-5＋C-5＋D-1
- ☑ 変形性膝関節症：A-2＋B-3＋C-1＋C-2＋B-1
- ☑ 歩行スピードアップ：A-2＋C-3＋C-4＋B-1＋D-3
- ☑ 下肢筋力アップ：C-1＋C-3＋C-4＋B-1＋D-2
- ☑ 有酸素運動のプレ・レジスタンス運動：A-2＋C-3＋C-4＋D-3

図7　実践レジスタンス運動プログラム（巻頭付録より再掲）

(2) 高齢者ADLの維持を考慮したレジスタンス運動のポイント

立ち座り動作に対し高齢者と若年者の股関節および膝関節の貢献度を調査した研究より，高齢者の下肢筋群では，膝関節伸展筋群の動員が小さくなり，股関節伸展筋群への負荷を強いることが示されている[10]．また体幹支持力である深層筋（腹横筋）は重要である．したがって，下肢筋群では，膝関節（大腿四頭筋）や下腿筋群（腓腹筋やヒラメ筋）よりも股関節伸展筋群（ハムストリングスや大殿筋）を前半に体幹筋力と合わせて行うと合理的なレジスタンス運動による機能改善につながる．

(3) 実践レジスタンス運動プログラム

実践レジスタンス運動プログラムを図7に示す．具体的な詳細は巻頭付録「図解　実践レジスタンス運動」をご覧いただきたい．

おわりに

レジスタンス運動の目標値やその実践には，個別性を考慮した運動方法の選択や，強度の設定が重要である．本稿では，強度設定の方法については述べていないが，レジスタンス運動をより効果的に行うためには正しいフォームで実践することがターゲット目標となる筋群へ着実に負荷が加わる．したがって，強度はレジスタンスフォームが維持できる自重負荷で1R最大10回までとし，強度を高めたい場合は，セット数を増やす方法とした．また，対象となる方々の運動が継続できるようにストレッチングも行うことを加えた．

レジスタンス運動の目標は，苦もなく動けるからだを持ち続けることであり，そこには動きたくなるこころが宿る．生き生きとした日々の生活が糖尿病治療の一翼を担い，その継続が健常者と変わらない生活の質（QOL）を保つ力になる．

●文献

1) Nishitani, M., Shimada, K. et al. : Impact of diabetes on muscle mass, muscle strength, and exercise tolerance in patients after coronary artery bypass grafting. *J Cardiol*, **58** : 173〜180, 2011.
2) Anton, S. D., Karabetian, C. et al. : Obesity and diabetes as accelerators of functional decline : can lifestyle interventions maintain functional status in high risk older adults? *Exp Gerontol*, **48** : 888〜897, 2013.
3) Colberg, S. R., Sigal, R. J. et al. Physical Activity/Exercise and Diabetes : A Position Statement of the American Diabetes Association. *Diabetes Care*, **39** : 2065〜2079, 2016.
4) Dunstan, D. W., Salmon, J. et al. ; AusDiab Steering Committee : Association of television viewing with fasting and 2-h postchallenge plasma glucose levels in adults without diagnosed diabetes. *Diabetes Care*, **30** : 516〜522, 2007.
5) Gordon, B. A., Benson, A. C. et al. : Resistance training improves metabolic health in type 2 diabetes : a systematic review. *Diabetes Res Clin Pract*, **83** : 157〜175, 2009.
6) Yardley, J. E., Kenny, G. P. et al. : Resistance versus aerobic exercise : acute effects on glycemia in type 1 diabetes. *Diabetes Care*, **36** : 537〜542, 2013.
7) Nelson, M. E., Rejeski, W. J. et al. : Physical activity and public health in older adults : Recommendation from the American College of Sports Medicine and the American Heart Association. *Circulation*, **116** (9) : 1094〜1105, 2007.
8) Simão, R., de Salles, B. F. et al. : Exercise order in resistance training. *Sports Med*, **42** (3) : 251〜265, 2012.
9) Abate, M., Schiavone, C. et al. : Limited joint mobility in diabetes and ageing : recent advances in pathogenesis and therapy. *Int J Immunopathol Pharmacol*, **23** : 997〜1003, 2010.
10) Schultz, A. B., Alexander, N. B. et al. : Biomechanical analyses of rising from a chair. *J Biomech*, **25** (12) : 1383〜1391, 1992.

（天川淑宏）

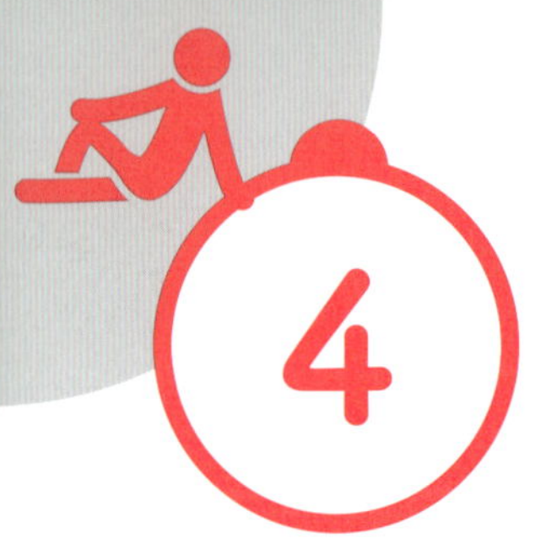

1型糖尿病における運動療法の意義と注意点

はじめに

1型糖尿病治療において，運動は血糖改善を期待する療法ではないが，患者の身体活動度を高め，心血管合併症や生命予後を改善することが期待される．しかし，運動はその最中から少し遅れた時間帯まで低血糖が頻発しやすく，適切な対応が求められる．この障壁のため，運動を積極的に行えない場合が多く，比較的若年期から筋力の低下をきたしている症例も多く見受けられる．

本稿では，1型糖尿病における運動の病態生理から低血糖のリスクを回避するための注意点について解説し，1型糖尿病患者の運動を支援するありかたについて考えてみたい．

1　1型糖尿病における運動の血糖改善効果

2型糖尿病患者では食事療法と同様に運動療法が重要であり，血糖管理のために積極的に推奨されている．しかし，1型糖尿病患者において，運動や日中の身体活動が血糖管理によい影響を与えているか否かはコンセンサスがない．糖尿病のガイドライン[1]でも運動療法は，その利点として，身体機能の向上，体重管理，インスリン感受性の向上，自己高揚感，社会との結びつきを高めるために有効とされる一方で，血糖を乱高下するため血糖管理に寄与するものではないとされている．

若年期1型糖尿病患者の身体活動度と血糖管理について検討された横断的研究が報告されている．22歳未満の若年1型糖尿病患者296人において，日々の運動習慣はHbA1cに影響を及ぼさなかったが，モニター画面に向かうメディア消費時間が長いほど血糖コントロールは悪かった．特に4時間以上のメディア消費時間は，高いHbA1cと有意に関連していた[2]．また米国の1型糖尿病患者のレジストリーであるT1D Exchange Clinic Registryでは，HbA1cが6.5%未満の血糖管理良好群に運動習慣が高い人が多いことが示されている．したがって，1型糖尿病患者でも低い身体活動度は血糖管理に悪影響を及ぼし，運動習慣は血糖管理にある程度よい影響を及ぼす可能性が示唆される．しかし，これらの研究は横断的観察研究であり，1型糖尿病患者への運動療法そのものの効果を明らかにするためには，介入研究が必要となる．

1型糖尿病の運動介入が血糖管理へ高い有効性を示した研究として，平均17歳の若年1型糖尿病患者11人を対象とした，Mosherらの研究がある[3]．週3回，1回45分の有酸素運動を12週間続ける介入が，除脂肪体重を有意に増加させ，HbA1cを平均1%改善させることを報告した．有酸素運動が1型糖尿病の血糖管理によいことをはじめて示した研究であるが，無作為ランダム化がなされていない前後比較研究であり，対象は年齢をマッチさせた健常人であるため，そのエビデンス度は低い．その後，いくつかのランダム化比較試験による運動療法の血糖管理への有効性が検証されたが，その結果は効果的とする研究とそうでないとするものに分かれる[4]．そのメタ解析では明確な有用性が示されず，明確な介入効果はいまだ示されていない現状にある．

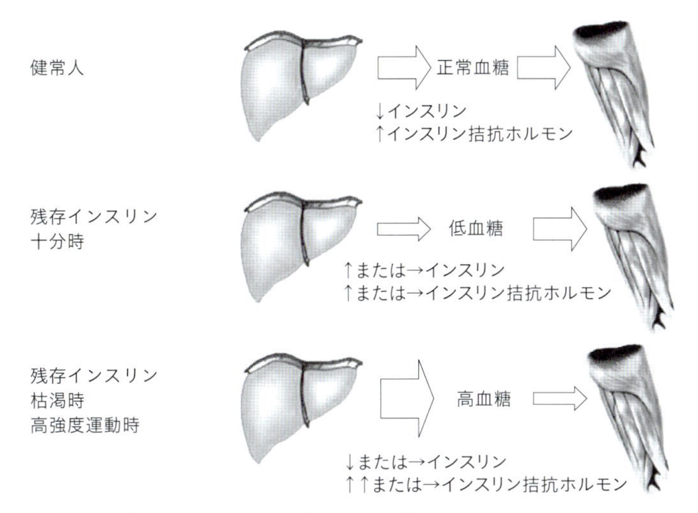

図 1　1 型糖尿病患者の運動時の病態生理（文献 5 より）

2　1 型糖尿病での運動が血糖値に及ぼす影響

1 型糖尿病患者において運動は，その強度，持続時間，そしてインスリン注射のタイミングにより，高血糖にも低血糖にも至るため，その有用性を明確に示すことが困難であると考えられる．健常人では，運動による骨格筋でのブドウ糖需要の亢進に対して，インスリン非依存性に糖輸送担体 GLUT4 が細胞膜表面に増加し，ブドウ糖を積極的に細胞内に取り込む．一方，血中インスリン濃度は低下し，インスリン拮抗ホルモンのカテコラミンやグルカゴンの血中濃度が上昇することにより，肝臓から大循環にブドウ糖産生が供給され，血糖の恒常性が維持される（図 1）[5]．しかし，1 型糖尿病患者では，皮下投与されたインスリンが皮下組織に残存する場合，運動はその吸収を高めるため血中インスリン濃度が上昇し，骨格筋での糖取り込みが運動効果と相まって促進される．一方，インスリンの上昇とともにグルカゴンの分泌亢進反応が減弱しているため，肝臓でのブドウ糖産生は抑制される[6]．このために，1 型糖尿病では運動時には低血糖を容易にきたすこととなる．また，インスリンの血中濃度が著しく低い場合や運動強度が高い場合は，肝臓からの糖産生が著増するため著明な高血糖をきたすこととなる．

さらに 1 型糖尿病患者では，Lag 効果と呼ばれる運動後低血糖が生じることが知られている．Iscoe らは，11 人のアスリートの 1 型糖尿病患者を対象に 17 時から 45 分間の最大酸素消費量（$\dot{V}O_2$ max）の 60〜70％の中等度有酸素運動が，運動後 7 時間以降の夜間の血糖降下を引き起こすことを報告している（図 2）[7]．この機序は十分に解明されていないが，夕刻の運動後に夜間の骨格筋の糖利用速度が増加すること[8]や，前日の運動が低血糖時のエピネフリンやグルカゴンの拮抗応答を減弱させることにより肝ブドウ糖産生を抑制し，低血糖を重症化させやすいことが報告されている[9]．また 1 型糖尿病患者では，低血糖でのグルカゴン分泌応答が減弱していることに[10]，頻回の低血糖により血糖上昇応答が減弱する低血糖関連自律神経障害（hypoglycemic-associated autonomic failure：HAAF）も加わり[11]，さらに低血糖の自覚性が低下し，その遷延化と重症化をきたす（図 3）．

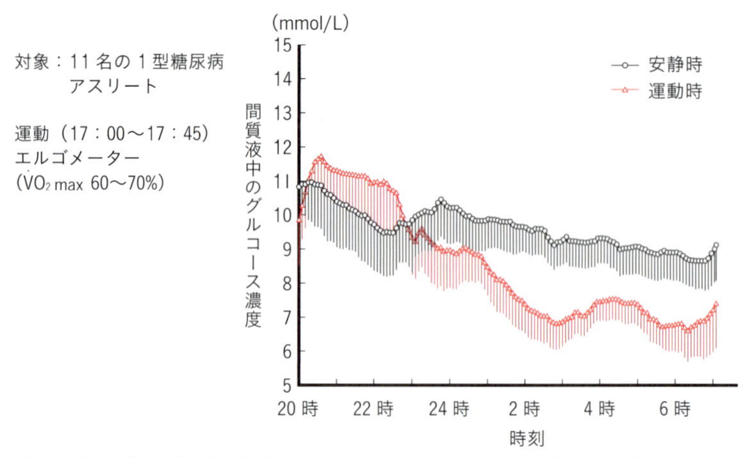

図 2　**有酸素運動は運動後 7 時間以降にも CGM のブドウ糖濃度を降下させうる**（文献 7 より）

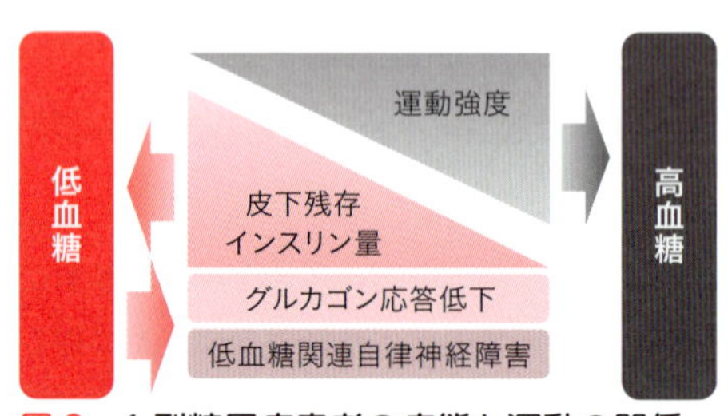

図 3　**1 型糖尿病患者の病態と運動の関係**

3　運動が糖尿病血管合併症や総死亡へ及ぼす効果

運動は，1 型糖尿病患者の血糖管理に確実な有効性を示すに至っていないが，血管合併症や生命予後に対する有効性は十分に期待される．糖尿病患者に限らず運動は，心肺機能の向上，骨格筋量の増加など身体的状態を良好にし，肥満や脂質異常症，高血圧などの血管障害促進因子を改善させ，心血管イベントや死亡リスクを軽減することが期待される．フィンランドの 1 型糖尿病患者 2,180 人を対象とした前向きコホート研究である Finnish Diabetic Nephropathy (FinnDiane) Study では，中強度の余暇運動を行う患者は，そうでない患者と比較し 10 年間の心血管イベントの発症率が有意に低値であった（図 4）[12]．一方，欧州 16 カ国 31 医療機関からなる 1 型糖尿病コホート研究 EURODIAB 研究では，1 型糖尿病患者 3,250 人の追跡から，中強度以上の余暇運動は心血管イベントの発症に有意な改善効果を示さなかった [13]．しかし，年齢，性別，BMI，喫煙，飲酒量，脂質，食物繊維，たんぱく質摂取量，糖尿病合併症で補正しても，中強度以上の余暇運動を行っている者は，それ以下の者と比較して総死亡率が 30％程度低値であることが認められた．したがって 1 型糖尿病患者においても，余暇運動を行うことは心血管イベントや総死亡を改善させるために意義があるものと思われる．

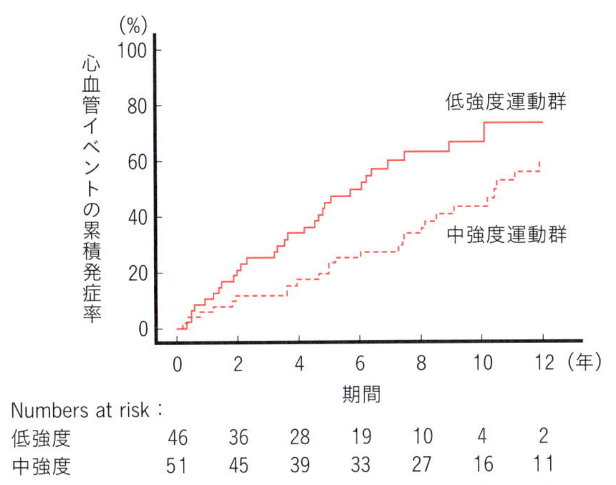

図 4　Finnish Diabetic Nephropathy（FinnDiane）Study における中強度以上の余暇運動と心血管イベントリスクの関係（文献 12 より）

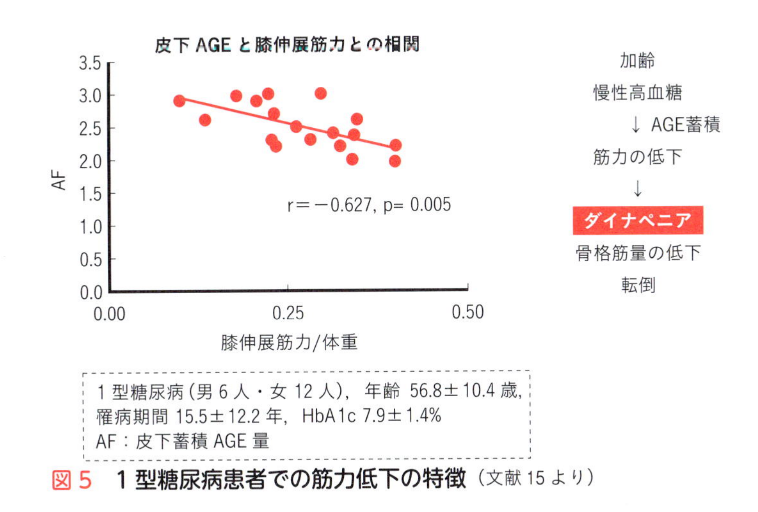

図 5　1 型糖尿病患者での筋力低下の特徴（文献 15 より）

4　1 型糖尿病とサルコペニア

糖尿病患者は，加齢とともにさまざまな障害が生じ老年化症候群に至りやすいことが知られている．特に高齢の 2 型糖尿病患者では，認知症・加齢性筋萎縮（サルコペニア）・易骨折性がこれから克服すべき大きな課題として注目されている．1 型糖尿病患者でも，骨密度の低下，骨質の低下，認知機能の低下は知られているが，サルコペニアに関しては十分検討されていない．そこで筆者らは，40 歳以上の 1 型糖尿病患者 55 人を対象に，アジアワーキンググループのサルコペニア診断基準項目に加え下肢伸展筋力を測定し，1 型糖尿病患者における筋肉量と筋量の特徴を検討した．その結果，65 歳に至る前から女性ではサルコペニアを認め，さらに骨格筋肉量が保持されている時期でも下肢伸展筋力の低下をきたしている症例が多いことを認めた．したがって，1 型糖尿病患者では骨格筋量の低下による筋力低下であるサルコペニアよりはむしろ，ダイナペニアであることが示された．ダイナペニアとは，骨格筋量が保たれている時期に，先に筋力が低下する質的異常の病態として提唱されている[14]．下肢伸展筋力と関連する因子を検討したところ，日常生活で 3 METs 以上の身体活動の有無とともに皮下に蓄積した終末糖化産物（advanced glycation endproducts：AGE）の関与が見出された（図 5）[15]．蛍光法で測定するこの皮下蓄積 AGE は，3〜15 年の長期の HbA1c の総和と高く相関することが知られており[16]，高血糖による AGE 蓄積を反映するものと考えられる．したがって，高血糖の管理，および普段からの運動習慣が 1 型糖尿病患者でも重要であると考えられた．

5　具体的な運動時の注意点

1 型糖尿病の治療において，心血管疾患や重篤な合併症など身体的問題がなければ，患者の希望する運動は原則的に実施可能である．患者には，運動が血糖管理に対しては低血糖や高血糖のリスクを高める要素であることへの注意を伝え，インスリン注射の減量を中心とした対応方法を事前に決めておくことが重要である．運動を行うにあたり最も重要なことは，運動直前の血糖自己測定であり，運動前には運動による血糖降下を見越し，補食などにより血糖値を 200 mg/dL 以上に調整することが推奨される．また，高強度運動や長時間の運動を行う場合は，運動途中の血糖測定とそれに応じた補食を行う．運動時の血糖を経時的に把握するためには sensor augmented pump（SAP）による持続血糖モニタリング（CGM）やフラッシュグルコースモニタリング（FGM）が有用であるが，SAP は高強度の運動やからだの衝突を伴う激しい運動では邪魔になるため，運動の種類に応じその着用の可否を検討する必要がある．また FGM も発汗が強いと容易に剝がれるため，補強など工夫が必要となる．

インスリン投与量に関しては，運動の強度と持続時間に即した対応が必要となるが，実際に運動を繰り返し行い，徐々に調整していくこととなる．50％ $\dot{V}O_2 max$ の中強度の運動時に，基礎インスリンまたは運動前の食事の追加インスリンを 50％減量した場合，いずれも同等の血糖管理が得られることが示されている[17]．したがって中強度程度の運動であれば，運動前の食事時の追加インスリンを 50〜80％程度減量することや，あるいは基礎インスリンを同程度減量することを検討する．インスリンポンプでは容易に基礎インスリンを減量できるため，前述の遷延性低血糖（Lag 効果）をふまえて皮下インスリンの作用時間を考え，運動開始 1 時間前から減量し，半日程度は基礎インスリン減量を継続する．頻回インスリン療法の場合は，基礎インスリンとして長時間作用型の持効型溶解インスリンが用いられることが多く，細かな基礎インスリンの調節が困難であるため，追加インスリンと補食での調節を主とする．しかし，マラソンなど持続時間の長い高強度の運動を行う場合，基礎インスリンの減量は不可欠であり，その半量をインスリンレベミルなど比較的短時間作用型の持効型溶解インスリン 2 回注射として組み合わせて，運動時に随時，基礎インスリンを減量できるよう調整する方法が有用である．また，このような運動では前述の Lag 効果をかならず考え，基礎インスリンの減量は運動後 12 時間以上続けることが推奨される．

おわりに

1 型糖尿病患者では，どのような運動でも実施可能であり，患者の希望に即した運動に対し，個別化した低血糖予防策を講じて積極的に運動することを支援する．そのため，患者と一緒に運動のタイミング・強度・持続時間を十分に考え，血糖変動を CGM や FGM によりモニタリングしながら，追加インスリンのみならず必要時には基礎インスリンの調整も行い，著明な高血糖および重度の低血糖を可及的に回避できるよう支援する．医療者は，患者の病態と運動の病態生理を十分理解し，生活に支障のない安全な運動指導を行い，患者の生命予後と QOL 向上へつなげていきたい．

●文献

1) Chiang, J. L., Kirkman, M. S. et al. : Type 1 diabetes thronugh the life span : a position statement of the American Diabetes Association. *Diabetes Care*, **37** : 2034〜2054, 2014.
2) Galler, A., Lindau, M. et al. : Association between media consumption habits, physical activity, socioeconomic status, and glycemic control in children, adolescents, and young adults with type 1 diabetes. *Diabetes Care*, **34** : 2356〜2359, 2011.
3) Mosher, P. E., Nash, M. S. et al. : Aerobic circuit exercise training : effect on adolescents with well-controlled insulin-dependent diabetes mellitus. *Arch Phys Med Rehabil*, **79** : 652〜657, 1998.
4) Yardley, J., Mollard, R. et al. : Vigorous intensity exercise for glycemic control in patients with type 1 diabetes. *Can J Diabetes*, **37** : 427〜432, 2013.
5) Galassetti, P., Riddell, M. C. : Exercise and type 1 diabetes (T1DM). *Compr Physiol*, **3** : 1309〜1336, 2013.
6) Mallad, A., Hinshaw, L. et al. : Exercise effects on postprandial glucose metabolism in type 1 diabetes : a triple-tracer approach. *Am J Physiol Endocrinol Metab*, **308** : E1106〜E1115, 2015.
7) Iscoe, K. E., Riddell, M. C. : Continous moderate-intensity exercise with or without intermittent high-intensity work : effects on acute and late glyceamia in athletes with Type 1 diabetes mellitus. *Diabet Med*, **28** : 824〜832, 2011.
8) McMahon, S. K., Ferreira, L. D. et al. : Glucose requirements to maintain euglycemia after moderate-intensity afternoon exercise in adolescents with type 1 diabetes are increased in a biphasic manner. *J Clin Endocrinol Metab*, **92** : 963〜968, 2007.
9) Galassetti, P., Mann, S. et al. : Effects of antecedent prolonged exercise on subsequent counterregulatory responses to hypoglycemia. *Am J Physiol Endocrinol Metab*, **280** : E908〜E917, 2001.
10) Gerich, J. E., Langlois, M. et al. : Lack of glucagon response to hypoglycemia in diabetes : evidence for an intrinsic pancreatic alpha cell defect. *Science*, **182** : 171〜173, 1973.
11) Cryer, P. E. : Mechanisms of hypoglycemia-associated autonomic failure and its component syndromes in diabetes. *Diabetes*, **54** : 3592〜3601, 2005.
12) Tikkanen-Dolenc, H., Wadén, J. et al. : Frequent and intensive physical activity reduces risk of cardiovascular events in type 1 diabetes. *Diabetologia*, **60** : 574〜580, 2017.
13) Tielemans, S. M., Soedamah-Muthu, S. S. et al. : Association of physical activity with all-cause mortality and incident and prevalent cardiovascular disease among patients with type 1 diabetes; the EURODIAB Prospective Complications Study. *Diabetologia*, **56** : 82〜91, 2013.
14) Manini, T. M., Clark, B. C. : Dynapenia and aging ; an update. *J Gerontol A Biol Sci Med Sci*, **67** : 28〜40, 2012.
15) Mori, H., Kuroda, A. et al. : Advanced glycation end-products are a risk for muscle weakness in Japanese patients with type 1 diabetes. *J Diabetes Investig*, **8** : 377〜382, 2017.
16) Sugisawa, E., Miura, J. et al. : Skin autofluorescence reflects integration of past long-term glycemic control in patients with type 1 diabetes. *Diabetes Care*, **36** : 2339〜2345, 2013.
17) Franc, S., Daoudi, A. et al. : Insulin-based strategies to prevent hypoglycaemia during and after exercise in adult patients with type 1 diabetes on pump therapy : the DIABRASPORT randomized study. *Diabetes Obes Metab*, **17** : 1150〜1157, 2015.

（松久宗英）

5 実践例

1 独自アルゴリズムによるメディカルチェックの効率化

三咲内科クリニック

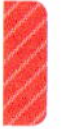

1 沿革

運動療法は，食事療法・薬物療法とならび糖尿病治療の3本柱のひとつになっている．糖尿病における運動療法には，特にインスリン抵抗性改善，血糖・脂質・血圧改善，内臓脂肪・異所性脂肪減少の効果が期待されてきた．しかし，これらを含めて運動療法には図1のような効果があり，糖尿病は言うに及ばずすべての生活習慣病の治療と予防に欠かせない．また，運動は健康寿命延伸や精神的効果，行動範囲を維持・拡大させる効果から，あらゆる人にとって有用といえる．

糖尿病を専門に掲げる以上，栄養指導とともに運動指導を実践する必要がある．運動指導には，「人・時間・場所・物・金」が必要である．患者の体力や病状には個人差が大きいので，専門スタッフが個別あるいは少人数で時間をかけて対応する必要がある．また，安全な運動スペースや運動器具が必要で，確立されたメディカルチェック法やフィジカルチェック法も必要になる．一方で，運動指導には保険点数がまったく設定されておらず，設備や人にかかる費用をどう工面するかが最大の課題になる．先に述べたように，運動療法が基本的療法のひとつであるかぎり，通院患者のほぼ全員が実践できるようにしたいとの思いが勝り，運動スペースを確保し，最低限必要な運動機器を揃え，指導できる人員を雇い，そのほかは安全かつ安価に行える方式を模索した．

まずすべての身体活動を，スポーツをする強さからごく軽い日常生活活動まで，5段階（ランク）の運動許可強度で示すこととした．運動負荷試験をどうするかは最初の大きな課題であった．施設の

- 心身に望ましい効果が現れる
  - 代謝改善
    - インスリンのはたらきをよくする（インスリン抵抗性改善）
    - 血糖・脂質・血圧が改善する
    - 内臓脂肪や異所性脂肪が減る
  - 健康寿命延伸
    - 循環がよくなり，動脈硬化を防止する
    - がん予防，認知症の予防・治療ができ，寿命が延びる
    - 体力がつき，骨や筋肉も強くなり，サルコペニア・ロコモを防止する
    - 感染や病気に強くなる（防衛体力がつく）
  - 精神効果
    - 毎日，ぐっすり眠れるようになる
    - 気分が晴れ晴れとし，ストレスが発散できる
    - 脳のはたらきも活発になる
    - 自信が生まれ，強いこころが育まれる
- 行動の範囲が広がることで，多くの体験ができる

図1 運動療法の効果

事情（設備・マンパワー・時間）や患者側の事情（医療費負担・肉体的負担）により，糖尿病患者全員に運動負荷試験を行うことは現実的ではない．また，負荷試験をしないで運動処方を行えるとする文献はないが，負荷試験を施行して運動処方をしても突然死などの運動中のトラブルを完全に防ぐことはできないという文献も存在した．当初はエルゴメーターによる負荷試験を試みたが，医療者と患者の双方に身体的・時間的・経済的負担が強く，また高齢女性の何割かはエルゴメーター自体をこげず負荷試験が実施不可能なこともわかり，自院での試行は断念した．代わりに日常臨床で得られる情報だけでメディカルチェックを行い，負荷試験の必要性を最小化できないかを検討した．

血糖・脂質・血圧・体重などが十分管理されていない場合の悪影響は全身に及ぶ．したがってその状況が継続している状況や，すでにひとつでも合併症が顕性していれば，他合併症も潜在している可能性が考えられる．たとえば網膜症や腎症などが進行している状況下では，仮に安静時心電図が正常でも心臓障害はある程度潜在すると考え，心負荷試験をしなくとも運動強度は制限されると考えた．

まず，自覚症状・心電図・頸動脈エコー・ABI などで心血管系疾患の合併が疑われる場合は，あらかじめ循環器科に紹介することを原則とした．そのほかは，潜在する心血管系疾患の発見に主眼を置くのではなく，問診で聴取した「運動の希望」と「最近の運動歴」，諸症状や各種臨床データから引き出される「病状総合ランク」の関係で決定される指示運動強度においてトラブルが起こるか起こらないかに主眼を置いた．さらに，運動負荷試験を行わないで処方する場合の限界を患者によく伝えておき，わずかな自覚症状も見逃さないよう普段から注意を促しておくこと，少しでも疑わしい場合は，活動中の心虚血・不整脈などをホルター心電図でチェックすることとした．

問診で自覚症状，既往歴，家族歴，運動歴，生活状況，整形外科的障害の部位と程度を聞き出し，BMI，血圧，脈拍数，内科診察，眼科所見，胸部 X 線，安静時心電図，血液・尿検査などの基礎データからあらかじめ定めた判定基準に基づき各項目のランクづけを行う（表 1）．そのうち最も重いランクを「病状総合ランク」とする．「病状総合ランク」が何よりも優先され，その範囲内で「最近の運動歴」以上の強さの「運動の希望」がある場合にかぎり，運動負荷試験が望ましいとした．当院でのメディカルチェックのアルゴリズムを表 1・2 に示した．表 2 は各「病状総合ランク」に相当する運動強度と，表 1 の右端縦の※の注意事項（※ 3 はその項目のランク 2 以上，ほかはその項目のランク 4 以上の場合の注意事項）を示し，運動の種類・時間・時間帯・頻度上の制限事項とした．

当院では 1993 年 11 月の開業とともに運動指導を開始，2002 年 8 月から正式に健康増進ルームを併設した．運動指導は特別な場合を除きほぼ毎日行っている．

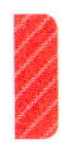

2　スタッフ体制

当院ではイントラネット網でデータを一元管理している．通常の病歴情報と各臨床データはすでに取り込まれている状況下で，運動希望者には運動にかかわる問診を追加する．問診は日本糖尿病療養指導士（CDEJ）が 10 分程度かけて行ったのち，医師が処方せんを発行する．表 1・2 のアルゴリズムは複雑であるが，各種情報と臨床データがすでにパソコンに取り込まれているため，医師はボタンを一押しすれば自動計算処理により瞬時に運動の強度・種類・時間・時間帯・頻度を含む運動処方せんが発行できる．その後，処方せんに従って健康運動指導士が運動指導する．フィジカルチェックや運動の具体的な指導は健康運動指導士 4 人が日替わりで行っている．

表1　メディカルチェックのアルゴリズム①：運動処方上のランクづけ

病状ランク	1	2	3	4	5	記入(例)	※
★運動の希望	強めのスポーツに積極参加する	軽いジョギングか，その強度の運動を行う	速歩か，その強度の運動を行う	無理ない歩行か，その強度の運動を行う	室内歩行か，その強度の動きを行う	2	
★最近の運動歴	強めのスポーツ施行	普段から運動施行	普段から速歩，軽走	通常の歩行習慣	ほとんど動かない	3	※1
★病状総合ランク	1	2	3	4	5	3	
心症状	なし	強めの労作で	やや強めの労作で	中労作で	日常労作で(Ⅲ～Ⅳ)	1	
呼吸困難感	なし		活動時まれに	活動時常に	通常安静時に	1	
全身および自律神経症状	なし	浮腫，糖尿病性便秘	神経因性膀胱，発汗異常(軽度)，ED，胃症，下痢症	発汗異常(重度)，無自覚低血糖，無自覚性心虚血，起立性めまい	頻回の失神発作	2	
四肢神経症状	なし		足先のしびれ(軽度)	四肢しびれ(重度)	四肢感覚低下(重度)	3	※2
病型	2型糖尿病，その他		1型糖尿病			1	
罹病歴	5年未満	5年以上10年未満	10年以上			1	
糖尿病治療法	SU・グリニド薬以外，食事	SU薬・グリニド薬	インスリン注射			2	※3
尿中ケトン体	(−)	(±)	(＋)	(2＋)	(3＋)以上	1	
空腹時血糖(mg/dL)	≧80	≧126，60～80	≧200，50～60	≧300	≧400，＜50	3	
随時血糖(mg/dL)	≧100	≧200，80～100	≧250，60～80	≧350	≧500，＜60		
HbA1c(%)	＜6.5	≧6.5	≧7	≧9		3	
BMI	BMI＜25	BMI≧25	BMI≧30	BMI≧35		3	※4
血圧(mmHg)	BPs≧90，BPd≧50	BPs≧135，BPd≧85	BPs≧140，BPd≧90 BPs＜90，BPd＜50	BPs≧160，BPd≧95	BPs≧200，BPd≧120	2	※5
網膜症，眼科疾患	A0	A1	A2～A5	B1～B5，不明，網膜剥離，(M)，(G)，(N)	出血・網膜剥離直後，光凝固・眼科術中直後	3	※6
eGFR	≧90	≧60	≧45	≧30，透析あり	＜30	2	※7
尿蛋白	(−)	(±)	(＋)	(2＋)	(3＋)以上	3	※7
腱反射・足病変	ATR＋		ATR−	壊疽，ASOの既往，ASO(軽度)	活動性壊疽，ASO(重度)	3	※8
安静時心電図	正常	心肥大，その他	軽度不整脈	無自覚虚血	梗塞直後，不安定狭心症，重度不整脈	1	
心胸比他	50%未満		50～55%	55～65%	65%以上，肺うっ血	3	
心血管障害	なし	大動脈石灰化軽度	代償性心疾患，大動脈石灰化中等度	大動脈石灰化高度，大動脈拡張	解離性大動脈瘤，非代償性心疾患	2	
脳血管病変	なし	他脳疾患既往あり	脳血管障害半年以上	脳血管障害半年以内	脳血管障害直後	1	
骨関節障害	なし	軽度障害	非活動性障害	慢性活動性障害	急性期(炎症著明)	1	※9
高脂血症(mg/dL)	TC＜240かつTG＜300	TC≧240，TG≧300	TC≧300，TG≧500			1	
肝機能障害(U/L)	なし		肝障害でGOT＜100かつGPT＜100	肝硬変，GOT≧100，GPT≧100	肝不全，GOT≧200，GPT≧200	2	※10
血液病	なし	Hb＜14(男)，Hb＜12(女)	Hb＜12(男)，Hb＜10(女)，PLT＜8	多血症，Hb＜10(男)，Hb＜8(女)	白血病	1	
コンディション	良好			不良		1	

表2　メディカルチェックのアルゴリズム②：処方時の注意事項

チェック		運動処方上の注意	処方
横↓病状ランク	ランク1	強めのスポーツに積極参加する	強度
	ランク2	軽いジョギングか，それに匹敵する強さの運動を行う	
	ランク3	速歩による歩行習慣をつけたり，それに匹敵する運動を行う	
	ランク4	無理しない程度の歩行か，それに匹敵する軽い運動を行う	
	ランク5	室内歩行程度か，それに匹敵するごく軽い運動を行う	
縦↓※3はランク2以上，ほかはランク4以上	※2，4，8	足に負担を掛けないようにしましょう	種類
	※5，6	息こらえを強いる運動をしないようにしましょう	
	※9	故障箇所に負担がかからないような運動を選ぶようにしましょう．また症状が強いときは前もって整形外科医に相談しておきましょう	
	上記外	上記強さでの有酸素運動を主運動とし，指示されたストレッチングや筋力運動も取り入れましょう	
	※1，4	徐々に運動時間を延長していくようにしましょう	時間
	※7	運動が長時間に及ばないようにしましょう	
	※3	運動や活動が長期に及ぶ場合は補食をとるようにしましょう	
	上記外	できるだけ1回に20分以上続けましょう	
	※10	食後すぐの運動を避けましょう	時間帯
	※3	食前や血糖が低下しやすい時間帯を避けましょう	
	上記外	血糖の変動を少なくするために，血糖が高めになる時間帯（食事摂取終了後30分など）にできるだけ運動するとよいでしょう	
	※3以外：一般	体調が悪いとき以外，できるだけ毎日，1日に2〜3回に分けて運動するとベストでしょう	頻度

3　対象患者

できるだけ多くの患者に参加してもらいたいと考えているが，腎不全以外の運動指導はまったく保険収載されていない．自費であることから医療者からの積極的な呼びかけはしにくい現状にある．普段から歩行習慣のある人，すでにフィットネスクラブなどに通っている人には誘いをかけず，普段の運動習慣がなく，診療過程で運動の必要性を認識し始めた患者に医師やスタッフが呼びかけしている．その他は院内のチラシおよび口コミなどで参加申し込みを募り，興味のわいた人が参加している．運動療法は糖尿病患者だけでなく，糖尿病予防や介護予防の観点からIGTやほかの生活習慣病患者にも門戸を開いている．

4　運動内容

個別指導や少人数指導を中心としつつ，集団指導（脂肪燃焼教室・元気アップ教室・ゆうゆう体操教室・リフレッシュヨガ教室）もしている．また，自宅で運動したい人やほかのフィットネスクラブに通いたい人への運動相談も個別に行っている．運動内容の変遷として，当初は代謝改善・体組成改善をメインにしていたが，最近では高齢化・超高齢化を見据え，内容を少しずつ変えてきている．

5　患者負担

すべて1回1時間500円で，11回セットは5,000円としている．当然であるが，健康増進ルームだけでみると経営的に完全な赤字状態が続いている．

6　実績

運動指導データが電子化されて保存されている2002年8月からの15年間の健康増進ルーム利用者は延べ32,225人，IGTやほかの生活習慣病患者を含む利用者実人数は721人で，うち糖尿病患者実人数は488人，うち1〜2回だけの利用例は217人，3回以上継続している例は271人であった．その間に当院に通院した糖尿病患者数は3,468人であったことから，1回でも健康増進ルームを利用した患者は488人/3,468人＝14.1％に過ぎなかった．これを，同時期に行った栄養指導対象者と比較してみた．糖尿病患者に限った延べ栄養指導回数は13,706回，実人数は2,514人で，2,514人/3,468人＝72.5％と比べ，運動指導を受けている者が極端に少ないことがわかる．この主な理由は運動療法に保険点数がないためで，積極的に勧めにくい現状を示している．

運動効果が多岐にわたるため（図1），運動指導効果として何を評価するかは難しい問題である．薬物療法や栄養指導の効果はHbA1cの変化に現れやすい．当院で同時期に行った栄養指導の場合，初診時から現在までのHbA1cの平均変化率をみると，栄養指導回数が多いほど減少程度が大きく，来院時から当院での栄養指導を行わずに現在に至っている患者群と当院で6回以上継続した栄養指導を行って現在に至っている患者群を比較すると，注射療法（インスリン，GLP-1受容体作動薬）ではそれぞれ−0.89％（243人），−1.85％（186人），非注射療法（経口薬治療，食事療法）では−0.63％（464人），−1.66％（722人）であった．つまり，栄養指導継続によるHbA1c減少効果は1％程度あることがわかる．その点，運動のHbA1c効果は判断が難しい．ひとつは血糖が高いときには運動の積極的適応はなく，血糖が安定ないしは比較的安定してから行うのが常識的だからである．したがって，運動を行うことで劇的なHbA1cの改善効果は見込めない．あえて運動相談などで1〜2回の利用にとどまった患者群（217人）と3回以上継続している患者群（271人）でみると，利用し始めから現在に至るまでの平均HbA1c変化率はそれぞれ−0.19％，−0.32％で，有意差（$P<0.05$）はつくものの減少率は軽微であった．一方，体重変化はそれぞれ−0.72kg，−1.74kgで，運動指導の継続で平均約1kgの有意な低下を認めた（$P<0.05$）．

HbA1cだけでは表現しにくい運動効果を評価する指標には，体重・腹囲・体組成の変化，脂質や血圧などのコントロール状況の変化，体力変化のほか，日常動作のしやすさ，QOL，自己効力感などがある．運動療法の真の評価のためにはおそらくこれらを総合的に評価する必要性があると思われるが，現実的ではない．そこで，体力に絞って評価することとした．浦和大学総合福祉学部講師で当院のスタッフでもある長阪裕子・健康運動指導士が中心となって糖尿病患者を対象とした体力診断バッテリーテスト（組みテスト）を考案し，指導に生かしている（表3，図2）．体力を多角的かつ総合的に評価するためにはこのような体力テストが必須である．しかし，サルコペニアや心臓リハビリテーションなどの患者を対象としたものは散見するものの，糖尿病患者向けはまだない．そこで，当院で糖尿病患者向けにバッテリーテストを考案したわけである．糖尿病患者が低下しやすいと報告されている体力要素に加え，健康関連体力・サルコペニア・転倒リスクに関する体力要素を選び出し，信頼性・妥当性・簡便性ならびに患者とスタッフの負担面からテスト種目を採択した（表3）[1]．

表 3　糖尿病患者向け体力診断バッテリーテスト（文献 1 より）

体力要素	テスト種目
筋力（全身・脚）	握力・30秒椅子立ち上がりテスト
柔軟性	長座体前屈
全身持久力	田中らが開発した質問紙[1)]
平衡性（静・動）	片脚立ち・ファンクショナルリーチ
歩行能力	5 m普通歩行
複合的動作能力	Timed Up and Go Test
身体組成	生体インピーダンス法（In Body770）

No. ■■■■　　氏名●●●●●　様

あなたの記録

				今回 2016/10/29 70	前回 2015/11/21 69	
身体組成	身長		（kg）	142	141.8	0.2
	体重		（kg）	63.1	64.5	−1.4
	BMI		（kg/m²）	31.3	32.1	−0.8
	体脂肪率		（%）	46.9	46.2	0.7
	脂肪量		（kg）	29.6	29.8	−0.2
	骨格筋量		（kg）	31.6	32.7	−1.1
	四肢骨格筋指数★		（kg/m²）	**6.43**	**6.82**	
筋力	握力★	右	（kg）	21.7	20.5	1.2
		左	（kg）	12.2	9.8	2.4
		平均	（kg）	**16.95**	**15.15**	1.8
			（点）	1	1	
	脚筋力 30秒椅子座り立ち		（回）	**24**	**21**	3
			（点）	5	3	
柔軟性	長座体前屈		（cm）	**26**	**26**	0
			（点）	1	1	
平衡性	静的バランス 片足立ち		（秒）	**105**	**17**	88
			（点）	4	2	
	動的バランス ファンクショナルリーチ		（cm）	**31**	**30**	1
			（点）	3	3	
複合動作能力 タイムアップアンドゴー			（秒）	**6.5**	7	−0.5
			（点）	3	1	
歩行能力5 m普通歩行			（秒）	**3.7**	4.1	
歩行速度★			（m/秒）	**1.35**	1.22	
全身持久性			（点）	**9**	**9**	0
			（点）	2	2	
日常身体活動量			（kcal）	**147.4**	**93.6**	53.9

5-優れている　4-やや優れている　3-普通
2-やや劣っている　1-劣っている
※平衡性（静的・動的）は転倒リスクを評価しています．
※片足立ち65歳以上は開眼，64歳以下は閉眼．

★今よりも元気に動けるようになったらやりたいこと★

旅行

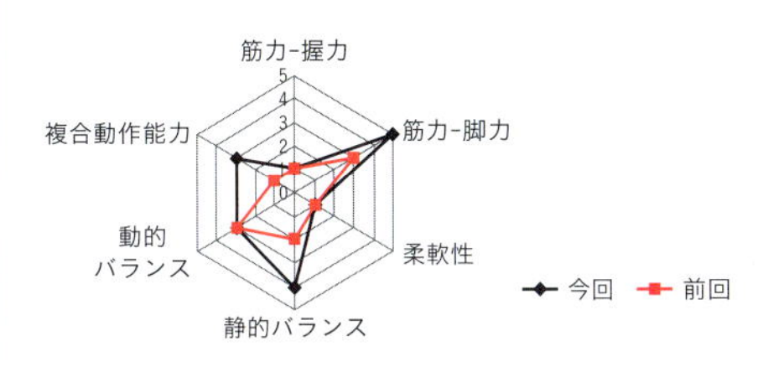

★サルコペニア簡易評価★
アジア人用の評価基準値（2014年）

	四肢骨格筋指数	握力	歩行速度
男性	7.0 kg/m²以下	26 kg未満	0.8 m/秒未満
女性	5.7 kg/m²以下	18 kg未満	0.8 m/秒未満

※サルコペニアの診断は四肢骨格指数の低下に加え，握力または歩行速度低下を併せ持つこととされています（ヨーロッパワーキンググループによる）

★メッセージ★
前回の目標は

旅行

でしたが，達成できましたか？　あなたの目標が達成できるように健康づくりのサポートをさせていただきます．運動をはじめ身体活動に関して，いつでもお気軽にご相談ください．

健康運動指導士　●●●●（氏名）

図 2　テスト結果

過去5年間でバッテリーテストを自ら希望した糖尿病患者は91人であった．健常人の全国平均値より劣っていた人数割合は，筋力で75%，柔軟性で51%，複合的動作能力で43%，平衡性で38%に上った．また，30分以上の運動を週に2回以上している群63人は，していない群28人に比べて脚筋力や平衡性，複合的動作能力が有意に優れていた．サルコペニアの該当者は全体で18.7%であり，運動をしている群では8.3%，していない群では33.3%と有意な差があった．さらに，1年ごとに2回以上体力テストを行った者40人で1年間の前後を比較すると，運動を継続している患者では脚筋力，歩行速度，複合的動作能力，柔軟性において有意な改善がみられた（例：図2）．多角的に体力を評価することで，早期にサルコペニアなどのリスクを層別化し，運動や食事支援を強化すべき患者を抽出できる．また，定期的にこのようなテストを行うことで運動療法の効果が判定でき，運動療法へのモチベーションの維持にも有効だと思われた．

おわりに

当院は運動指導を長年行っているが，糖尿病専門施設といえども実際に運動指導している医療機関は極端に少ない．保険点数がないことがその主な理由と考える．当院でも強制的に行えないためか全患者の約14%しか指導しきれていない．後半で述べたように，高齢化に向けてますます専門スタッフによる指導や体力評価が必要になる．保険収載されれば栄養指導と同様に，国が望む総合的な医療費抑制効果につながることは間違いないだろう．わたしどもは食事と組み合わせて運動を継続している者が体組成と体力面で最もよいことも報告してきた．保険点数が上がり普及に弾みがついている栄養指導と組み合わせることで，より良好で長期的な糖尿病管理ができると確信している．

文献

1）田中喜代次，金礼植・他：質問紙によるヒトの全身持久性体力の簡易評価法に関する提案　成人女性を対象として．臨床スポーツ医学，12：438～444，1995．

（栗林伸一）

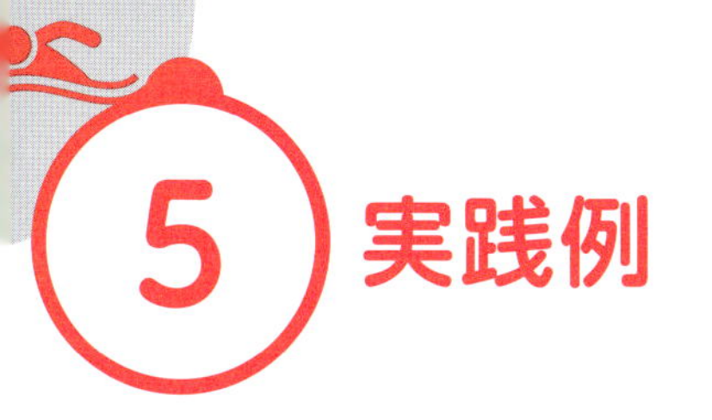

5 実践例

2 "CDPA" サイクルの実践と運動指導の地域病診連携

太田綜合病院附属太田西ノ内病院

はじめに

糖尿病をはじめとした生活習慣病の上流には肥満があり，その原因のひとつとして運動不足が挙げられている[1]．このため，糖尿病の治療や予防にとって，運動が有効であることに異論はないと考えられる．近年，糖尿病と運動に関する研究が多数実施され，運動の治療効果や予防効果が報告されている[2〜5]．しかし，医療機関の問題点として，運動指導では診療報酬を請求することができない点が挙げられる．その問題点が積極的な運動指導介入への妨げになっている可能性が高い．

当院における運動療法の実際と，地域クリニック（せいの内科クリニック）との地域病診連携による運動指導の実際などを紹介しながら，その解決策を探ってみたい．

1 PDCA サイクル手法に基づいた運動指導の展開

生産管理や品質管理などの管理業務を円滑に進める手法として，Plan（計画）→ Do（実践）→ Check（評価）→ Action（改善）を表す PDCA サイクルが知られている．効果的で安全な運動指導を実践していくために PDCA サイクルを応用し，順番を変えた CDPA サイクルで回す考えかたが必要である（図 1）．当院運動指導の流れを CDPA サイクルに沿って紹介したい．

2 Check（運動開始前の評価）

運動は筋におけるインスリン抵抗性を改善し糖尿病治療に大きな効果をもたらす[6]．しかし，場合によっては運動が病態を悪化させてしまうことも考えられる．また，体力を無視した運動は実施者にとって苦痛となるばかりでなく，さまざまな運動障害を引き起こす危険性もある．そして，いくら理想的な運動であっても，患者の実生活からかけ離れたものであれば継続は困難であると考えられる．個々の患者に応じた運動指導を展開するためには，まず患者の臨床的・社会的背景を把握しなければならない．当院では運動を開始する前に 3 つのチェックを実施している．

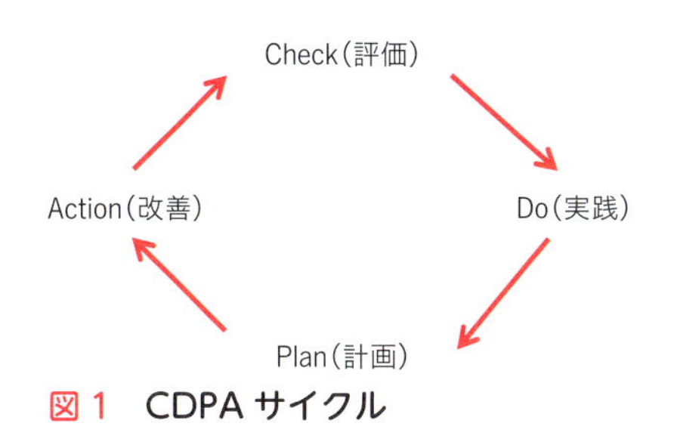

図 1　CDPA サイクル

表1　メディカルチェック

項　目		内　容
問　診		自覚症状，既往症，家族歴，運動歴　など
血糖コントロール		空腹時血糖，HbA1c，ケトン体
合併症	網膜症	眼底検査，蛍光眼底撮影
	腎症	尿蛋白，微量アルブミン尿，BUN，Cr
	神経障害	自覚症状，神経伝導速度，CV_{R-R}，足部の観察
呼吸循環器		安静時心電図，運動負荷テスト ホルダー心電図，心エコー，心筋シンチグラフィー 肺機能，血圧
運動器		自覚症状(筋・関節)，X線，MRI

表2　フィジカルチェック

体型	身長，体重，BMI，体脂肪率， 胸囲，腹囲，腰囲，W/H 比
体力	全身反応時間(敏捷性) 長座位体前屈(柔軟性) 開眼片足立ち(平衡性) 脚伸展力(脚筋力) 無酸素性作業閾値(全身持久力)

表3　ライフスタイルチェック

職業	座っているか，立っているか， からだを使う仕事か
運動状況	過去の経験(いつ，何を，どのくらい) 現在の状況(何を，どのくらい)
生活環境	住んでいるところの環境， 職場や商店までの距離，移動手段
生活パターン	1日の生活パターン(時間を追って)， 1週間の生活パターン，休日の過ごしかた

1）メディカルチェック

運動療法はすべての患者に適応となるわけではなく，病状によっては運動が制限される場合もある．このため，運動開始前の医学的検査が必要不可欠となる．血糖コントロールが著しく不良の状態で運動すると代謝異常をさらに悪化させる危険性があるため，運動療法が適応か否かのメディカルチェックは重要である（表1）．また，運動を実施すると呼吸循環器に大きな負荷が加わる．糖尿病は虚血性の心疾患を合併しやすいため，運動負荷テストなどにより心機能を評価しておくことが必要となる．肥満者では過体重の影響により，膝や腰に障害を起こしやすい．関節痛などの自覚症状の有無や関節のアライメントなど，運動器のチェックも合わせて実施しておきたい．

2）フィジカルチェック

主治医による医学的検査で運動の適応が確認された患者に対し，体型や体力などの身体的チェックを実施する（表2）．体型は身長・体重とともに体脂肪率や腹囲などを測定し，体力は脚筋力・平衡性・柔軟性・敏捷性・全身持久力の評価を実施している．体重が重く相対的脚筋力の低い肥満者の場合，膝関節に障害を起こしやすい．このためジョギングや長時間のウオーキングは控え，自転車運動や水中運動を勧めている．また運動強度の指標として，運動負荷テストから得られる無酸素性作業閾値を用いている．これらのチェックは定期的に実施することで，運動効果の評価に役立つ．

3）ライフスタイルチェック

誤った生活習慣の是正が生活習慣病としての糖尿病治療の基本となる．このため，まずは現在の生活習慣を把握し，修正すべきポイントを探ることが必要である（表3）．1日の生活の流れを確認することで，生活に則した運動のしかたを考えることができる．また，これによって患者自身が自分の運動不足に気づき，運動の必要性を再認識する例も多い．

3　Do（運動の実践）

1）処方に従った運動

糖尿病の運動療法としてはウオーキングをはじめとした有酸素運動を，主観的運動強度（RPE）が「楽である」から「ややきつい」程度の強さで15〜30分継続し，週3日以上の頻度で実施することが推奨されている[7]．適正に処方された運動はけっしてつらいものではなく，無理なく実施できる．このため，病態や体力に多少不安のある患者や，運動があまり得意でない患者にとっても比較的受け入れやすい運動となる．

2）レクリエーションスポーツ

病状が軽く体力があって運動にも積極的という人には，運動療法の域を超えた多少きつめの運動や，レクリエーションスポーツなども勧めたい．ゴルフやテニスなどに加え，最近では初心者も気軽に参加できるニュースポーツがたくさん開発されている．当院の運動療法でもレクリエーションスポーツを積極的に導入しており，使用する道具（ラケットやボールなど）やルールの工夫で患者には安全で楽しめる運動療法を体験してもらっている．各自の嗜好に合ったスポーツを見つけ実施することで，運動に対する満足感や達成感を得ることができる．また一緒に実施する仲間とのコミュニケーションも運動継続の大きな力となる．

3）QOLの維持

合併症が進行し，積極的な運動療法は控えるべきと判断された場合でも，廃用性の機能低下は最小限に抑えなければならない．ストレッチングは運動強度が2 METs以下であり循環器にも過大な負荷とならないため，このような患者でも十分に実施可能である．また，筋肉をゆっくりと伸展させることで血流が改善し，腰痛や肩凝りなどの不定愁訴も改善する．その効果は運動実施中に実感できるため，運動療法に対してまだ関心の薄い患者への導入としても有効であると考えている．

4　Plan（計画：目標設定）

「HbA1cを6%台にしたい」「薬を減らしたい」「やせたい」「体力をつけて市民マラソンに参加したい」など，患者の希望はさまざまである．患者と話し合いながら，その希望をはっきりとした目標として設定する．目標は客観的にも十分達成可能なものでなければならない．そして，いつまでに何をどうするか，目標を明記させ，決意のほどを添えた誓約書を作成しておくこともひとつの方法であると考える．

5　Action（改善）

定期評価とフィードバック

一定の期限がきたらかならず評価し，結果を示すことが必要である．目標が達成されていれば大いに賞賛し，新たな目標を設定する．人は年齢によらずほめられればうれしいものであり，達成感や満

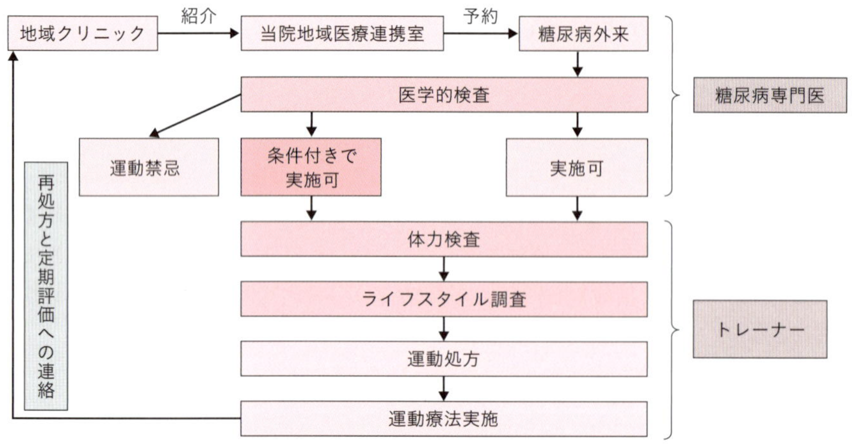

図2　地域病診連携からの運動療法実施までのシステム

足感は継続への大きな力となる．目標が達成できなかった場合には患者と一緒にその原因を探り，問題点を明らかにする．失敗の原因をふまえて新たな目標を設定し，それを達成するにはどうすればよいか，患者自身が気づくことが必要である．

6　地域病診連携を活用した運動療法の実際

運動療法は先にも述べたように，診療報酬が請求できないことや，指導するスタッフがいない，施設内に運動指導をするスペースを確保できないなどの問題から積極的に行えていない医療施設が多いのが現状である．そのような状況のなかで当院では，同じ地域で開業している「せいの内科クリニック」と運動指導の病診連携を結んで実践している．

地域病診連携システムを活用した運動指導

当院では運動指導の病診連携を同地域のクリニック（せいの内科クリニック）と結び実践している（図2）．せいの内科クリニックでは糖尿病の診療を糖尿病専門医でもある院長が担い，当院では運動指導のみを行う分業診療である．病診連携の流れとして，まずはクリニックから当院の地域医療連携室を経由して糖尿病外来診療の予約紹介が行われる．紹介された患者は予約日に当院の糖尿病専門医の診療を受け，病態を確認したうえで当院の担当医師から運動療法指示せんが発行される．その後フィジカルチェックを行ったうえで，運動療法の開始となる．運動療法指示せんの有効期限は，病態を確認した際に担当医師が3カ月・6カ月・1年のいずれかの期間に設定し発行される．有効期限が切れると同じ手順で紹介診療から運動療法指示せんが発行され，体型・体力のフィジカルチェックの評価を行い運動療法が継続可能となる．運動療法の参加の際は運動チケット（1回券540円，1カ月券5,400円・税込）を購入し，予約や受け付けをすることなく患者の都合のよい日に，当院の運動教室開催時間帯（午前8：30〜9：30，同9：30〜10：30，午後1：30〜2：30）に合わせて，いつでも参加できるようにしている．

地域病診連携から運動療法を開始した患者のなかには，すでに10年が経過し現在も3〜5日/週ペースで当院の運動指導室に通い続け，血糖コントロールはもちろんのこと若々しい体型や体力を維持向上されている人が数多く存在している．

おわりに

糖尿病治療における運動療法の役割は，いまや血糖コントロールの改善，合併症の予防のみならず，患者の健康維持増進から介護予防まで多岐に及んできている．その役割を効果的に発揮させるためにも評価・実践・計画・改善のCDPAサイクルによる運動指導体制が重要である．そして，多くの医療機関の患者に運動療法を広めるためにも，地域病診連携を活用した運動指導ネットワークの構築が今後の課題であると考えられる．

●文献

1) Telford, R. D. : Low physical activity and obesity : Causes of chronic disease or simply predictors? *Med Sci Sports Exerc*, **39** (8) : 1233～1240, 2007.
2) Thomas, D. E., Elliott, E. J. et al. : Exercise for type 2 diabetes mellitus. *Cochrane Database Syst Rev*, **19** (3) : CD002968, 2006.
3) Röckl, K. S., Witczak, C. A. et al. : Signaling mechanisms in skeletal muscle : Acute responses and chronic adaptations to exercise. *IUBMB Life*, **60** (3) : 145～153, 2008.
4) Jeon, C. Y., Lokken, R. P. et al. : Physical activity of moderate intensity and risk of type 2 diabetes : a systematic review. *Diabetes Care*, **30** (3) : 744～752, 2007.
5) Sato, K. K., Hayashi, T. et al. : Walking to work is an independent predictor of incidence of type 2 diabetes in Japanese men : the Kansai Healthcare Study. *Diabetes Care*, **30** (9) : 2296～2298, 2007.
6) Sigal, R. J., Kenny. G. P. et al. : Physical activity/exercise and type 2 diabetes : A consensus statement from the American Diabetes Association. *Diabetes Care*, **29** (6) : 1433～1438, 2006.
7) 日本糖尿病学会編・著：⑤運動療法．糖尿病治療ガイド2016-2017，文光堂，2016，pp. 45～47.

（星野武彦・鈴木　進・清野弘明）

5 実践例

3 1型糖尿病における実践的運動計画フローチャート

南昌江内科クリニック

1 沿革

近代的糖尿病ケアの父，エリオット・P・ジョスリン博士が提唱した糖尿病の治療理念である“ジョスリンのトロイカ”に明示されているように，運動療法は食事療法と薬物療法にならんで糖尿病治療の重要な柱である．特に，インスリン抵抗性や膵β細胞の可逆的な機能低下を主体とする2型糖尿病では，運動療法が直接的に血糖コントロールの改善効果をもたらす．一方で，膵β細胞の不可逆的な破壊によるインスリン枯渇状態が病態の本質である1型糖尿病では，エネルギーを消費することによる直接的な血糖降下作用は限定的である．しかしながら，運動によってもたらされる爽快感は患者を慢性ストレスから解放し，筋肉組織が増強されることでインスリン感受性が増すため，間接的には糖代謝を改善することが期待される．何よりも，スポーツを通して自己実現欲を満たすことは人生に大きな利益をもたらすだろう．ただし，1型糖尿病患者は外因性のインスリン補充療法を余儀なくされるため，運動療法を行うにあたっては，相対的なインスリン補充の過剰である低血糖症や，インスリン作用の絶対的不足による糖尿病ケトアシドーシスの発症には十分に注意しなければならない．

本稿では，1型糖尿病患者における運動療法の意義と注意点について，実際に患者指導をする立場から概説する．

2 1型糖尿病患者の運動療法をささえる取り組み

最初に，1型糖尿病があるからといって不可能な運動は，基本的にはないことを強調したい．1型糖尿病とともに生きるアスリートたちがそのことを証明してくれている．たとえば最近，日本でも活躍している自転車競技のチーム ノボ ノルディスクは糖尿病（ほとんどが1型）をもつ選手のみで構成されており，インスリン発見100周年にあたる2021年までに自転車競技の最高峰であるツール・ド・フランスへの出場権を獲得するべく奮闘している．わが国でも，野球の岩田　稔投手やエアロビクスの大村詠一選手など，自らが活躍しながら慈善活動に尽力している1型糖尿病の競技者が増えている．彼らの自叙伝を読むと，リスクや不安を克服した自信に満ちあふれている．このような先駆者の運動を通じた成功体験は，1型糖尿病を発症したばかりの子どもたち，そして糖尿病とともに生きるすべての人々に，「できないことなどないのだ」と勇気づけるだろう．

当施設においては，南昌江院長が2002年からマラソンへの挑戦を始めたことを契機に，走ることが好きな患者と医療関係者が一緒になって各地のマラソン大会に参加するTEAM DIABETES JAPAN（TDJ）を発足した．TDJは2007年に日本糖尿病協会の公式運動チームとして承認され，「No Limit」を理念として糖尿病患者の運動への取り組みを支援している．なお，参加者の自己負担はチャリティーTシャツの購入のみで，会費などは特に設定していない．

表　1 型糖尿病患者における運動の注意点とその意味

注意点	意味
基礎インスリンは減量しても中止はしない	糖尿病ケトアシドーシス予防のため，たとえ短時間であってもインスリン枯渇状態を絶対につくらない
ポンプ使用者が激しい運動や水泳などのためにやむをえずルートを外す場合は，運動直前の残存インスリンが計画している運動持続時間より長いことを確認する．もし残存インスリンが切れる場合は中間型または持効型溶解インスリンを追加する	
ポンプ再開・ルート再接続を忘れない	
ルート交換日または交換直後の運動は避ける．運動中のルートトラブルに注意する	
水分摂取を定期的に行う．高血糖を補正しないまま運動しない	脱水を防ぐ
基礎インスリンは前日から減量しておく．ポンプ使用者は運動中の一時基礎レートを減量する	運動中の低血糖を予防する 異化亢進によるケトーシスを防ぐ
運動前に必ず血糖を測定する	
運動前は低血糖でなくても補食する．その際のボーラスは減量して打つ	
運動中も有酸素運動を長く行う場合は，特に症状がなくとも1時間ごとに血糖測定を行う．糖質の補食も行う	
運動後は糖質だけでなくたんぱく質と脂質もバランスよく含む食事をとる	遅延性低血糖を予防する
運動の数時間後から翌朝まではなるべく頻回に血糖測定を行う	
運動後のアルコールは控える	
基礎インスリンは翌朝まで減量する	

また，クリニック内でも，健康運動指導士 2 人を中心に，運動教室や運動関連イベントの計画・支援を行っている．

3　期待される運動の効果

次に，1 型糖尿病患者における運動療法の有効性を示した科学的根拠について紹介する．運動が血糖コントロールに及ぼす効果について検討した研究を小児・思春期と成人それぞれ集めたメタ解析の結果では，残念ながら運動群がコントロール群と比べて有意差をもって HbA1c の改善をもたらすとは示せなかった[1]．しかしながら若年者でより長い期間追跡した研究では，HbA1c の改善がより強くなる傾向にあった．一方で，研究やデータの質が十分に検証できなかった結果も含んでおり，逆に出版バイアスによって運動の効果が過大に評価されている可能性も指摘されている．総じて，いまだに運動による 1 型糖尿病患者の血糖改善効果を証明した研究は存在しない．その原因として最も重要なのは，やはり低血糖の障壁と考えられる[2]．また HbA1c は絶対的な糖代謝の指標ではないし，日常の身体活動量が合併症や生命予後を規定するという報告も多い[3,4]．

運動は糖消費の有効な手段というだけでなく，筋力を増強し，インスリン感受性を高め，血糖を安定させる効果がある[5]．さらに，一般的な有酸素運動でも数カ月続けると血管内皮機能を改善するので[6]，長期的には血管合併症を直接抑制するかもしれない．また，インスリン療法と血管合併症治療の進歩によって 1 型糖尿病の予後は改善したが，今後の高齢化が課題である．適切な血糖コントロール下での運動療法は筋力を維持することで高齢者の ADL 低下を予防し，認知機能の改善も期待できる．近い将来には，1 型糖尿病の運動療法の意義がより大きくなるだろう．

4　運動にあたって注意すべき点

1 型糖尿病患者の運動計画を示す前に，表に運動時に注意するべき点とその意味について記す．また運動強度の設定時には，かならず合併症の有無を確認する．自律神経障害が強い場合は血圧と脈拍数，脱水に注意し，末梢神経障害が高度の患者では転倒などの事故を予防する．活動性の網膜症がある場合は“いきみ”による眼底出血が懸念される．代償性腎不全期・維持透析期の患者は，脱水や蛋白の異化亢進によって腎機能が悪化しないよう，水分管理や運動強度の設定（中等度以下）に注意する．骨粗鬆症やサルコペニアの合併も考慮する．もともと運動習慣がない患者についても，運動耐容能の閾値が不明であるため，強度の高い運動は避けるように促す．

運動中に最も注意すべきなのは低血糖であり，重症になると脳神経細胞の障害，すなわち低血糖脳症の直接的な原因となるだけでなく，軽症でも繰り返すと認知症や心血管死のリスクとなる．一時的な血糖低下であっても意識障害による判断力の低下により，重大な事故（転倒・転落・溺水・交通事故など）を招く．特に，競技性の高いスポーツではカテコラミンが大量に分泌された状態になり，低血糖の交感神経症状がマスクされる．長時間になると，乳酸値の上昇に伴う疲労感との鑑別も困難である．そのため，たとえ症状がなくとも，血糖自己測定を 1 時間ごとに行って低血糖を予防することが重要である．逆に，著明な高血糖状態（300 mg/dL 以上）でも運動を続けてはいけない．糖利用の障害により蛋白や脂質の異化が亢進し，ケトン体の産生が危険なレベルに達する．また，短時間であっても常に残存インスリン（注射したインスリンの効果が消失するまでの時間）がどのくらいかを考えておく．血中のインスリンが枯渇すると，数時間で糖尿病ケトアシドーシスを発症する場合もある．最近は，皮下グルコース値を経時的に記録する持続血糖モニター（CGM）機器が個人利用できるようになり，リアルタイムにグルコース値を知ることができる．運動中でもグラフや矢印で直近のグルコース値のトレンドを把握できるので役立つ．

また，食事については運動の種目によって大きく異なるが，共通しているのは前日から運動終了までエネルギーとして必要な糖質を過不足なくしっかり摂取する点である．糖質の摂取が不足すると低血糖やケトーシスの原因となるし，たんぱく質や脂質を多く取り過ぎると未消化となる．長時間の有酸素運動を行ったあとは，肝グリコーゲンが枯渇し筋肉のインスリン感受性が上昇しているため，夜間から翌朝にかけて遅延性の低血糖に注意しなければならない．補食の準備とインスリンの減量を行う．成人では運動後に飲酒する機会が多いだろうが，アルコールは肝臓からの糖新生を阻害して夜間低血糖の危険性が増す．

5　実践的な運動計画フローチャートの提案

これらの注意点をふまえた運動計画を立てるための実践的なサポートツールとして，図 1 にインスリン頻回注射（MDI）療法中の，図 2 に持続皮下インスリン注入（CSII）療法中の運動計画フローチャートをそれぞれ用意した．CSII でインスリンポンプの使用者は機器とルートの取り扱いにも配慮が必要である．水泳や動きの激しいスポーツ（バスケットボール・サッカーなど）では，短時間で残存インスリンがあれば，一時的に留置針を残してルートから機器を外さざるをえない場合もある．残存インスリンが切れるような長時間のポンプ離脱が必要であれば，中間型・持効型溶解インスリンを注射してそのあいだの基礎インスリンを補充する．留置針の抜け・折れや汗の対策として刺入部をドレッシング剤で覆うなど，常にルート管理を怠ってはならない．MDI でインスリンデグルデクやイン

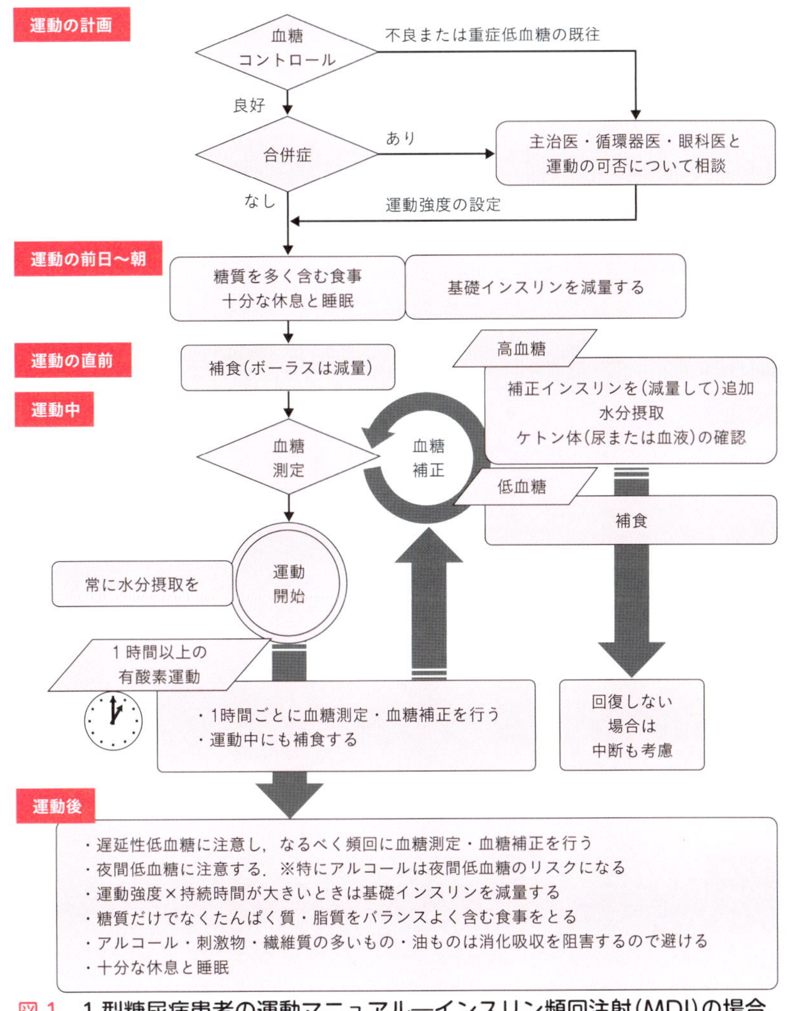

図1　1型糖尿病患者の運動マニュアル—インスリン頻回注射(MDI)の場合

スリングラルギンU-300を使用している場合は，24時間以上効果が持続するので翌日持ち越しのインスリンを考慮して前日から基礎インスリンを減量する．

おわりに

実例として，運動前に血糖調整やインスリンを調整しなかった筆者自身（1型糖尿病歴20年）の失敗をCGM結果で示す（図3）．平常どおりのインスリン量のまま，まったく単位調整をせずに，朝食後に中等度の強度の有酸素運動を45分間行った．300 mg/dL以上の高血糖から1時間で−250 mg/dLと急落したため，脱力感や手の震えなどの低血糖症状を感じた．日中は補食なしで問題なく経過したが，昼食後にはボーラスを減量せずやはり低血糖となった．さらに前日の基礎インスリンを減量していなかったため，遅延性低血糖が遷延して就寝前に補食を繰り返す羽目になった．せっかく運動してもインスリン調整を怠ると台無しだ．

最後に，どうしてもひとりで運動をすることに不安がある患者には，TDJや各地・各施設の糖尿病患者会が主催している運動イベントなど，豊富な経験を有する患者コミュニティを紹介するとよい．

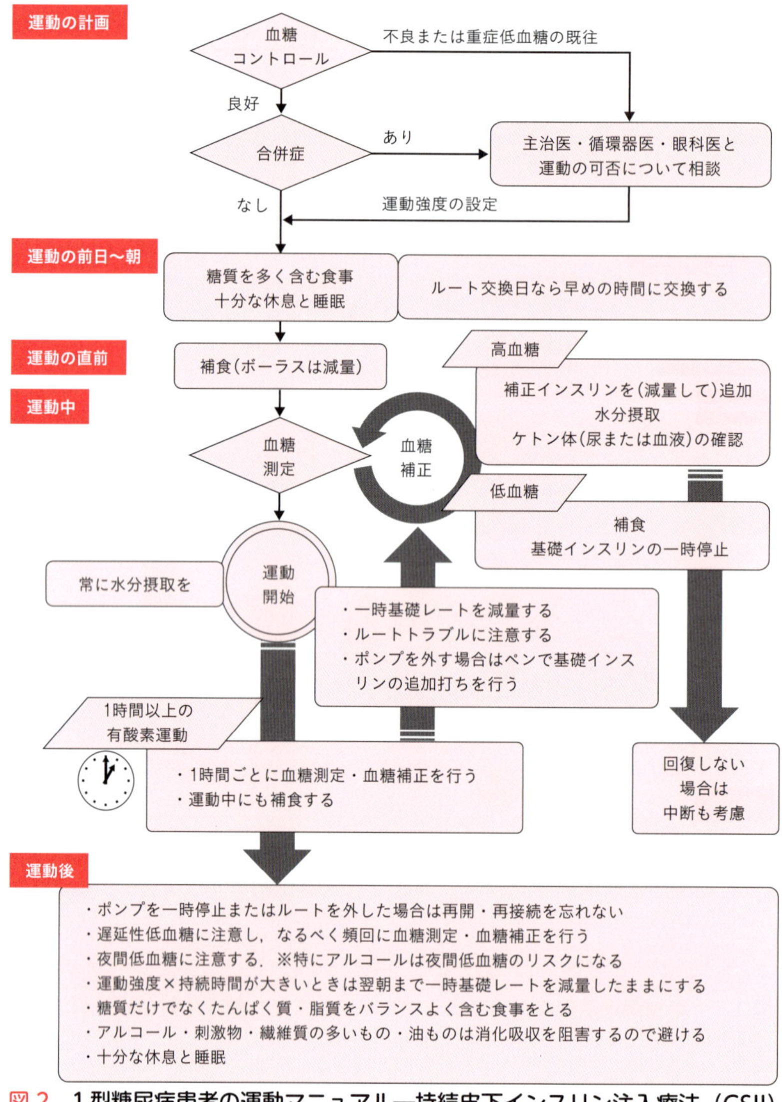

図2　1型糖尿病患者の運動マニュアル―持続皮下インスリン注入療法（CSII）の場合

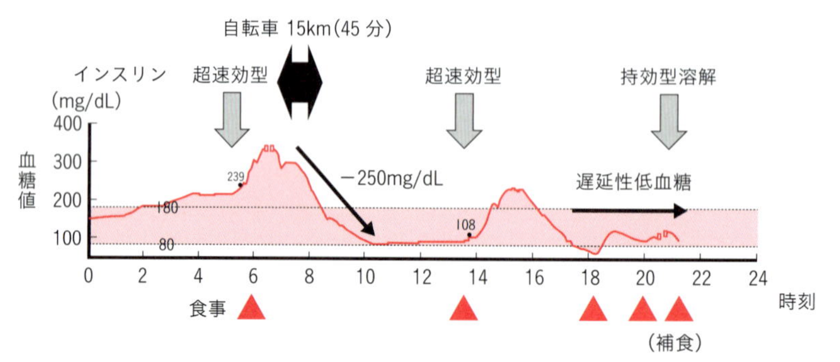

図3　1型糖尿病患者における運動の効果の例（CGM）

患者同士のネットワークには，実体験を基にしたより実践的なノウハウが蓄積されているし，ひとりではなく仲間がいるという安心感は何物にも代えがたい．計画的で無理のない運動は，種目や強度によらず，きっとおのおのの人生を豊かにしてくれるだろう．

●文献

1) Kennedy, A., Nirantharakumar, K. et al. : Does Exercise Improve Glycaemic Control in Type 1 Diabetes? A Systematic Review and Meta-Analysis. *PLoS One*, **8** : e58861, 2013.
2) Brazeau, A. S., Rabasa-Lhoret, R. et al. : Barriers to physical activity among patients with type 1 diabetes. *Diabetes Care*, **31** : 2108〜2109, 2008.
3) Wadén, J., Forsblom, C. et al. : Physical Activity and Diabetes Complications in Patients With Type 1 Diabetes : The Finnish Diabetic Nephropathy (FinnDiane) Study. *Diabetes Care*, **31** : 230〜232, 2008.
4) LaPorte, R. E., Dorman, J. S. et al. : Pittsburgh Insulin-Dependent Diabetes Mellitus Morbidity and Mortality Study : physical activity and diabetic complications. *Pediatrics*, **78** : 1027〜1033, 1986.
5) Mauvais-Jarvis, F., Sobngwi, E. et al. : Glucose response to intense aerobic exercise in type 1 diabetes : maintenance of near euglycemia despite a drastic decrease in insulin dose. *Diabetes Care*, **26** : 1316〜1317, 2003.
6) Fuchsjäger-Mayrl, G., Pleiner, J. et al. : Exercise training improves vascular endothelial function in patients with type 1 diabetes. *Diabetes Care*, **25** : 1795〜1801, 2002.

（前田泰孝）

5 実践例

4 大学病院×フィットネスクラブ連携による糖尿病運動療法指導の試み
—いま，糖尿病患者が運動療法指導を受けるには？—

獨協医科大学埼玉医療センター

はじめに

運動療法は，食事療法・薬物療法と並び糖尿病治療における3本柱のひとつであり，その重要性に関しては論をまたない．しかし種々の理由により，十分に普及しているとは言い難いのが現状である．リアルワールドにおける糖尿病運動療法の実態は，糖尿病運動療法・運動処方確立のための学術調査研究委員会の報告に詳述されている．第1報である医師側への調査[1]では，初診患者への運動療法指導は40％前後にとどまっており，第2報である患者側への調査[2]では運動指導を「受けたことがない」患者が30％存在していた．いずれの調査でも糖尿病運動療法の指導体制は不十分であり，食事療法指導と比較（指導はほぼ全員に実施されており，指導を受けたことがない患者は10％）して「較差」が認められたことが報告されている．また糖尿病運動療法指導の実施率が低い要因として，医師が運動指導の時間を取れないこと，運動指導が診療報酬に反映されないこと，運動指導者が不在であること，適切な運動指導テキストがないことが指摘されている[1]．

限られた職種・診療時間内における運動指導となると，「毎日30分歩きましょう」といった，画一的で一方的な指導になりがちで，運動強度やレジスタンス運動も含めた総合的かつ双方向性の指導に及んでいない場合も多いことが推測される．経験豊富な専門指導者のもとで検討された適切なプログラムの運動を行うことが理想的であるが，残念ながら大多数の医療施設内でそのような運動指導を受けることは，現状ではきわめて困難である．

本稿では，前半で糖尿病患者が運動の専門的指導を受けることができる主な施設について，後半はフィットネスクラブと連携した当院の事例について述べる．

1　運動指導を受けることができる施設

運動指導を受けることができる施設を表1に示す．このなかで糖尿病患者個人が運動の専門的指導を受けることができる主な施設について解説する．

1）医療法第42条施設（疾病予防運動施設）

医療法第42条施設とは，疾病予防のために有酸素運動を行わせる施設であり，診療所が附置され，かつ，その職員，設備および運営方法が厚生労働大臣の定める基準に適合するものを指す（医療法第42条第4号に規定される運動型施設と同第5号に規定される温泉利用型施設がある）．運動の実践指導にあたっては，「健康運動指導士その他これに準ずる能力を有する者」が配置されることが規定されている[3]．

医療施設に併設していることから，医学的な専門知識をふまえた運動指導を受けることができる点，

表1　主な運動施設

	特徴	医療にかかわる基準	指導スタッフ基準	関係官庁，税制優遇その他
医療法第42条施設（疾病予防運動施設）	医療法人に附帯した運動施設	医療機関が附置されている	健康運動指導士その他これに準ずる能力を有する者	厚生労働省
運動型健康増進施設	健康増進のための運動を安全かつ適切に実施できる一定の基準を満たした施設	医療機関と適切な提携関係を有していること	健康運動指導士およびその他運動指導者などの配置	厚生労働省
指定運動療法施設	疾病のための「運動療法」を提供（健康増進施設認定後に一定の基準を満たした施設）	提携医療機関担当医が日本医師会認定健康スポーツ医であること	健康運動指導士または健康運動実践指導者の配置	厚生労働省 医師の指示に基づく運動療法を実施する際に必要となる利用料金について，所得税法第73条規定する医療費控除の対象とすることができる
フィットネスクラブ	自主的運動実践の場	なし	なし	経済産業省
総合型地域スポーツクラブ	会員のボランティアで運営	なし	なし	文部科学省
労働者健康保持増進サービス機関	事業所における健康測定，運動指導，保健指導などを提供する	〈施設基準〉 ・診察，医学的検査，運動機能検査を行う施設を同一敷地内または同一建物内に有する ・当該機関自らが開設する医療機関と組織的，機能的に連携または隣接敷地に附置 〈健康測定スタッフ〉 所定の健康測定専門研修修了者または日医認定産業医	〈運動実践指導〉 健康運動指導士または所定の運動指導専門研修，運動実践専門研修を修了した者 メンタルヘルスケア，栄養指導，保健指導のスタッフも必要	厚生労働省

（日本医師会健康スポーツ医学委員会：健康スポーツ医学委員会答申　図表V-2．2016．を参考に作成）
※上記以外の施設も存在する

ほかの施設や患者単独での運動実施に比べ緊急時対応の面で安全性が高い点が利点である．一方，母体の医療施設が内科系なのか（整形）外科系なのかによって指導の方向性が異なる場合や，医療を中心に考えた施設なのかフィットネスクラブに近い運動中心の施設なのかなど，その形態には多様性があるとされる[4]．2016年9月時点の施設数は203施設と報告されている[5]．

2）厚生労働大臣認定健康増進施設（運動型健康増進施設と指定運動療法施設）

厚生労働省では，国民の健康づくりを推進するうえで適切な内容の施設を認定し，その普及を図るため「健康増進施設認定規定」を策定し，運動型健康増進施設・温泉利用型健康増進施設・温泉利用プログラム型健康増進施設の3類型の施設について，大臣認定を行っている[3]．厚生労働大臣認定健康増進施設には，フィットネスクラブ・疾病予防運動施設・医療機関型施設・健保組合の施設・公共の施設などさまざまな施設が認定されている[6]．

運動型健康増進施設とは，健康増進のための運動を安全かつ適切に実施できるいくつかの認定基準を満たした施設である．

指定運動療法施設とは厚生労働大臣認定健康増進施設のうち一定の要件を満たす施設について，厚生労働省が運動療法を行うに適した施設として指定したものである．医師の指示に基づく運動療法を指定運動療法施設で実施する際の利用料金は，所得税法第73条が規定する医療費控除の対象となる（患者は確定申告の際に，運動療法実施証明書および指定運動療法施設の利用料金にかかわる領収書の提出が必要）．

これらの施設数は運動型健康増進施設が339施設，うち指定運動療法施設が213施設（2017年9月時点）[6]とされている．

3）フィットネスクラブ

経済産業省の特定サービス産業実態調査[7]におけるフィットネスクラブの定義は，「室内プール，トレーニングジム，スタジオなど室内の運動施設を有し，インストラクター，トレーナーなどの指導員を配置し，会員にスポーツ，体力向上などのトレーニング方法などを教授する事業所」とされる．このような施設をすべて有する従来の総合型フィットネスクラブに加え，近年では女性限定，トレーニングジムに特化，24時間営業など多様な形態の施設も増加している．

日本フィットネス産業協会への聴取によれば，2017年9月時点の施設数は約4,300施設とされている．

糖尿病患者の運動療法において医療法第42条施設や指定運動療法施設などを活用している医療施設も存在すると思われるが，医中誌Webによる「糖尿病　医療法第42条施設」，「糖尿病　指定運動療法施設」をキーワードにした過去5年間の検索結果は会議録も含めいずれも0件であった（2017年9月末時点）．また医療法第42条施設や指定運動療法施設数がいずれも約200施設程度であるのに対し，糖尿病が強く疑われる者（糖尿病有病者），糖尿病の可能性を否定できない者（糖尿病予備群）はいずれも約1,000万人と報告[8]されており，糖尿病患者の運動療法指導受け入れ先としてこれらの施設数は明らかに不足している．しかし医療法第42条施設は医療法人が付帯業務として行う施設であり，その設置には多大な労力を要するため，広く普及させることは現実的に困難である．また指定運動療法施設はその利用にあたり医師の介入が必要となるものの，運動処方せんの記載などを含め，このシステムについての十分な周知がなされているとは言い難い．以上の理由から，医療法第42条施設や指定運動療法施設を活用した運動療法指導は，一部の積極的な医療施設にとどまっており，糖尿病運動療法のスタンダードとはなっていない．

2　フィットネスクラブの特徴

フィットネスクラブの事業化は1970年代に始まった．総合型フィットネスクラブは，若年者から高齢者まで幅広い世代を受け入れる土壌があり，室内プール・トレーニングジム・スタジオ以外にも温浴施設など各種設備が充実している施設も多い．また多彩なプログラムを用意し，「飽きさせない」「新規顧客の獲得を目指す」工夫をする習慣が企業努力として根づいている．近年はトレーニングジムに特化することで利用金額を抑えた，小規模な形態の店舗が都市部を中心に増加している．

フィットネスクラブの長所と短所を表2a，2bに示す．フィットネスクラブには運動を行ううえで多くの長所がある．特に表2aの「2．指導者による運動メニューの作成」「3．運動の負荷設定が比較的容易」「4．安全性」は，患者が運動を開始し継続するうえで大きな助けになる．運動メニュー作成と負荷設定については，患者個人による自己流や医療者からの指導だけでは不十分，場合によっ

表2　フィットネスクラブの長所と短所

a：フィットネスクラブの長所

1. 指導者や仲間の存在による精神的支援
・コミュニケーションに伴う仲間意識 ・運動の陽性効果（明るさ・楽しさ）を経験しやすい
2. 指導者による運動メニューの作成
・偏りが少ない全般にわたるメニュー作成 ・個人の体力や経験を考慮した無理のないメニュー作成 ・レベルアップ（レベルダウン）したメニューの作成
3. 運動の負荷設定が比較的容易
・有酸素マシンにおける速度，ペダル・傾斜負荷の調整，心拍数の確認が可能 ・レジスタンスマシンにおけるウエートの増減，可動域の調整が可能
4. 安全性
・監視環境 ・AED設置
5. 多彩なプログラム
・ヨガ，エアロビクス，水中運動等 ・初級者～上級者に対応したプログラム
6. その他
・施設数が豊富（選択できる幅が広い） ・季節性変化（暑さ，寒さ）や天候に対応できる環境 ・温浴施設など付帯施設の充実

b：フィットネスクラブの短所

1. 金銭的負担
・月会費はおおよそ3,000～10,000円（施設による） ・個人指導は別料金となる
2. 医学的評価を含めた医療施設との連携不足
3. 運動未経験者にとっては敷居が高い
4. コミュニケーションの問題
・インストラクターとのコミュニケーションがうまくとれない場合，運動の効果や質の低下につながる可能性がある
5. その他
・通いやすい施設でない場合，運動実施継続が困難になる ・常駐スタッフが不在となる時間帯が存在する24時間営業のフィットネスクラブでは，安全面における注意が必要

※施設によって異なる点も存在する

ては不適切となることもある．この点においてノウハウが蓄積されているフィットネスクラブで指導を受けることは，特に大きな利点となる．また医療法第42条施設や指定運動療法施設に比べ施設数が圧倒的に多いため，一部地域の患者に限定されることなく入会を検討しやすい点もフィットネスクラブ特有の利点であろう．24時間年中無休や系列店でも利用可能などの特徴を備えた施設は，多様な生活スタイルに対応できる．どの施設でも体験入会などを積極的に受け入れており，患者が参加したいプログラムの有無や施設の設備，スタッフやほかの利用者の雰囲気などを確認することが可能である．

一方，フィットネスクラブ利用にかかわる費用は原則自己負担であるため，患者負担の増額は免れない．しかし金銭的負担が増えたとしても患者本人がその内容や効果などに納得できれば，費用対効果の観点より，比較的問題にはならないのではないかと思われる．また，曜日や時間，利用プログラムの限定などを選択することで通常料金より安価にすることも可能である．

運動療法は継続してこそ，その真価を発揮する．運動療法の効果は多岐にわたるが，そのひとつとしてHbA1c値の低下は，1週間当たりの運動量（頻度）の増加と相関があり，運動強度（%最大心拍数）とは相関がないという報告[9]（図1）がある．この報告からも継続して定期的に運動を行うことができる，通いやすい施設であることは選択上重要である．

糖尿病患者の場合リスクをかかえるため，医療施設での十分なメディカルチェック，注意すべき点などの情報提供，実施すべき運動プログラムの作成とその実施状況の共有化など，医学的評価を含めた医療施設とフィットネスクラブの連携構築が求められる．しかし患者がフィットネスクラブでの運動を希望した場合，多くは自己責任というかたちでの入会になっている．この点が医療施設とフィットネスクラブとの糖尿病運動療法指導連携における最大の課題である．

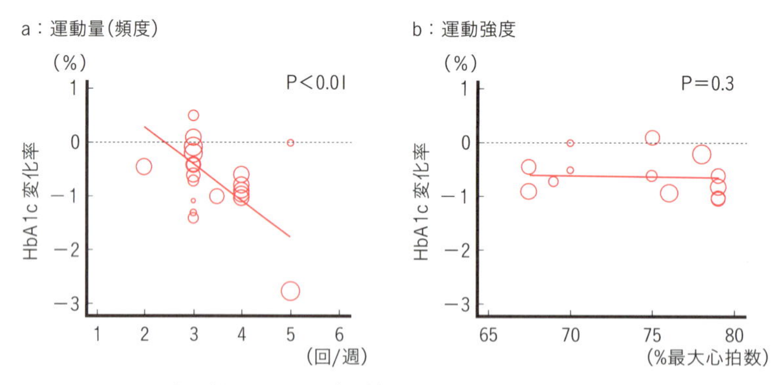

HbA1c 値の低下は，運動量（頻度）と相関があり，運動強度とは相関がない

図 1　運動量（a），運動強度（b）と HbA1c の相関

現状では患者の自宅や職場の近くにある施設を，限られた情報のなかで選択することしかできない．患者一人ひとりの条件をふまえて，前述したような種々の施設から適切な施設を選択できるような情報の統合化と提供，そしてそれを実現する法の整備などが進むことが望まれる．

3　当院におけるフィットネスクラブとの連携

当院では，株式会社東武スポーツ（以下，東武スポーツ）（代表取締役社長：吉川達雄氏）との連携を 2012 年から試みている．東武スポーツは，東武鉄道株式会社グループのレジャー産業部門の一社として 1984 年に設立された．当院と道路を隔てて隣接している総合型フィットネスクラブ「リ・プレオン新越谷」を旗艦店として，埼玉県東部，千葉県に合計 14 店舗を展開している（2017 年 9 月時点）．東武スポーツは糖尿病運動療法指導への協力要請に深い理解を示し，運動経験のない患者や運動から遠ざかっている患者における運動習慣の形成を目標にした以下のプログラムを当院と共同で行ってきた（表 3）．

1）糖尿病運動療法実践教室

2012 年 3 月より開始している入院患者対象の糖尿病運動教室であり，安全面を考慮し，病棟のナースステーション前のデイルームで行っている．

前半は運動療法の意義，血糖値低下のメカニズム，生活活動量を増加させるアドバイス，運動の種類，運動療法実践時の注意点などについての講義を当院リハビリテーションセンターの理学療法士が行い，後半の実践指導（ストレッチングとレジスタンス運動）は東武スポーツのインストラクター（以下，インストラクター）が担当している．入院担当医により入院時の各種検査結果（採血・採尿・心電図・胸部 X 線写真など），合併症のステージ，既往歴，問診，身体所見などの結果から総合的に実践指導参加の可否を決定している．「明るく！　楽しく！」をモットーにしたインストラクターによる指導は，患者のこころの壁を壊すアイスブレイクから始まり，笑い声が絶えない時間となっている．

一方この教室を約 2 年間行ったなかで，問題点が明確になった．それは健常者を中心に指導を行ってきたインストラクターから聴取された，糖尿病患者の関節可動域の狭小化（いわゆる「からだの硬さ」）である．そこでこれらの改善を目指したプログラムの作成を開始した．そして これを機に東武

表3 当院とフィットネスクラブの連携プログラム

	開始時期	対象患者	内容・指導者・特徴	患者負担	参加・販売実績
糖尿病運動療法実践教室	2012年3月～現在	入院患者	【講義：理学療法士】 【実践：インストラクター】 ・ストレッチング ・軽強度レジスタンス運動 ・ウオーキング指導	なし	約1,800人
To Do ! EXE® Act-1(DVD)	2015年2月～現在	入院患者 外来患者	・12種類のストレッチングと軽強度レジスタンス運動プログラム	DVD 500円(税抜)	約1,500枚
To Do ! EXE® School	2016年3月～5月	外来患者	【実践：インストラクター】 ・週1回のフィットネスクラブにおける少人数制指導 【実践】 ・自宅でのレジスタンス運動 ・ウオーキング(活動量計貸し出し)	5,000円/月(税抜) 3カ月間限定	7人
To Do ! EXE® Delivery	2017年7月～現在	他院外来患者	糖尿病運動療法実践教室と同様	なし 依頼施設が負担	約50人
To Do ! EXE® Club	2018年春開始予定	外来患者	【実践：インストラクター】 ・個別設定されたメニューをフィットネスクラブで実践(自由な利用)	5,000円/月(税抜) 6カ月間限定 ※6カ月以降は継続希望があれば通常会員へ移行	未定

※インストラクター：フィットネスクラブの指導者

スポーツと当院の運動療法指導プログラムを「To Do ! EXE®（トゥードゥー　エグゼ）」と名づけた．

現在本プログラムにおける実践指導では，後述する「To Do ! EXE® Act-1（アクトワン）」を中心に，セラバンド®を利用したレジスタンス運動やけん玉を使ったスクワットなどを行っている．

2) To Do ! EXE® Act-1（DVD）

前述の問題点をふまえ，姿勢の改善と全身の柔軟な関節可動域の獲得，蹴り込む力を得ることでウオーキングをより効果的にすることを目的として作成した，ストレッチングとレジスタンス運動からなる全12種類の低強度運動プログラムである．図2aにその内容を，図2bに各種目の目的と期待できる効果を示す．さらに本プログラムを自宅でひとりでも実践開始できるように，おのおのの運動の詳細な解説を動画で収録したDVDを作製，当院売店と東武スポーツ各店舗にて2015年2月より販売を開始した．自宅でDVDによる本プログラムを継続した患者からは「家でからだを動かすことを始めるきっかけになってとてもよかった」「最初は関節が痛くてつらかったが，続けていくうちに関節の動く範囲が広くなっていくのが実感できた」「肩凝りが改善した」などの感想を頂戴できた．筆者らの施設において加療中の2型糖尿病患者10人を対象として，本プログラムおのおの10回，1日2セットを12週間継続した場合の血管内皮機能への影響を検討した結果，EndoPAT®にて測定した反応性充血指数（RHI）の有意な改善が認められた（図3）（第55回日本糖尿病学会関東甲信越地方会にて報告）．

3) To Do ! EXE® School

メディカルチェック施行済みの2型糖尿病外来患者を対象とした，週1回のフィットネスクラブでの少人数制の運動指導受講と自宅での3種の自重レジスタンス運動（胸・大腿・腹部）・ウオーキン

a：表

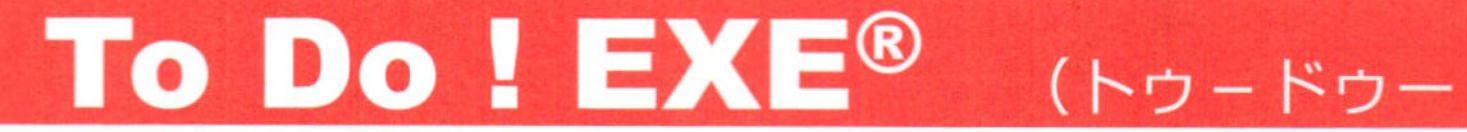

To Do！EXE® （トゥードゥー　エグゼ） Act-1

◎10回×1セットから　（2セット/日を目標に）全身をほぐして、歩きやすい身体づくりを目指しましょう！

IN！：息を吸う
OUT！：息を吐く

EXE-1　肩甲骨の上下運動

1・2 IN！　3・4 OUT！

肩の上げ下げ運動です。
肩を「ストン！」と下げた時に息を吐きます。

EXE-2　肩甲骨の開閉運動

1・2 IN！　3・4 OUT！

手を肩に乗せ、内側・外側に開け閉めします。
背中と胸が大きく開く感覚を得ましょう。

EXE-3　肩甲骨の上下回旋運動

1・2 IN！　3・4 OUT！

（1）手のひらを内側に向けながら天井に伸ばします。
（2）手のひらを外側にひねりながら肘を下に降ろします。

EXE-4　胸と背中の開閉運動①

1・2 IN！　3・4 OUT！

（1）手のひらを外側にひねりながら、腕を大きく広げます。
（2）手の甲を合わせるようにしながら、腕を前に伸ばします。

EXE-5　胸と背中の開閉運動②

1・2 IN！　3・4 OUT！

（1）手のひらを上に向けて肘を身体の後ろに引きます。
（2）手のひらを下にして前に伸ばします。

EXE-6　膝の曲げ伸ばしトレーニング

1・2・3　自然な呼吸　4・5・6

大腿四頭筋（太ももの全面の筋肉）のトレーニングです。
（1）　膝を伸ばしましょう。
（2）　戻しましょう。

EXE-7　足首の曲げ伸ばし運動①

1・2　自然な呼吸　3・4

下腿三頭筋（ふくらはぎの筋肉）のストレッチです。
（1）膝を伸ばして座り、つま先を上に向けます。
（2）つま先を戻しましょう。

EXE-8　足首の曲げ伸ばし運動②

1・2　自然な呼吸　3・4

下腿三頭筋（ふくらはぎの筋肉）のトレーニングです。
（1）足を肩幅に開き、イスの背などで身体を支えながら、かかとを上げましょう。
（2）かかとを下ろしましょう。

EXE-9　股関節の前後運動

1　自然な呼吸　2

イスの背で身体を支えながら脚を前後にゆらします。
股関節の可動域の維持・向上を目指した運動です。
脚は力を抜いた状態で行います。

EXE-10　股関節の開閉運動

1　自然な呼吸　2

イスの背で身体を支えながら脚を左右にゆらします。
股関節の可動域の維持・向上を目指した運動です。
脚は力を抜いた状態で行います。

EXE-11　上半身のひねり運動

1　自然な呼吸　2

足を腰幅に開き、足の裏が床についた状態で腕と胸を左右にひねります。顔は正面を向いた状態で行います。

EXE-12　体幹側面ストレッチ

自然な呼吸　10秒カウント

（1）　足を腰幅に開き、背すじを伸ばした状態で片腕を上げます。
（2）　伸ばした腕を真横に倒し、脇を広げるようにして10秒カウントしましょう。

図2　To Do！EXE® Act-1 解説用紙

b：裏

To Do！EXE® Act-1について

◎ **全身の大きな筋肉群や関節を刺激して、歩きやすい身体づくりを目指します**

・ **EXE 1～12 各々の目的と期待できる効果**

EXE-1 肩甲骨の上下運動

【目的】肩甲骨付近の関節可動域拡大
・ 肩こりの軽減

EXE-2 肩甲骨の開閉運動

【目的】肩甲骨付近の関節可動域拡大
・ 肩こりの軽減

EXE-3 肩甲骨の上下回旋運動

【目的】上半身の大きな筋肉群を刺激
・ 肩の円滑な動作

EXE-4 胸と背中の開閉運動①

【目的】上半身の大きな筋肉群を刺激
・ 呼吸のしやすさ
・ 姿勢の改善

EXE-5 胸と背中の開閉運動②

【目的】上半身の大きな筋肉群を刺激
・ 姿勢の改善
・ 胸と背中のストレッチ

EXE-6 膝の曲げ伸ばしトレーニング

【目的】大腿四頭筋の軽度筋力トレーニング
・ 立位姿勢の安定化
・ 膝関節の疼痛予防効果
※ 左右で実施

EXE-7 足首の曲げ伸ばし運動①

【目的】下腿三頭筋のストレッチ
・ 下腿の疲労回復
・ こむら返り予防

EXE-8 足首の曲げ伸ばし運動②

【目的】下腿三頭筋の軽度筋力トレーニング
・ 歩く時の蹴り出す動作の改善
・ 膝がよく伸びる効果

EXE-9 股関節の前後運動

【目的】股関節の関節可動域拡大
　　　　バランス能力改善
・ 股関節の円滑な動作（前後）
※ 左右で実施

EXE-10 股関節の開閉運動

【目的】股関節の関節可動域拡大
　　　　バランス能力改善
・ 股関節の円滑な動作（左右）
※ イスを前におき、両手で身体を支えましょう
※ 左右で実施

EXE-11 上半身のひねり運動

【目的】脊柱を軸にして、上半身のストレッチ
・ 体幹の筋肉を刺激
・ 腹部の引き締め効果

EXE-12 体幹側面ストレッチ

【目的】体幹側面の筋肉をストレッチ
・ 姿勢の改善
・ 左右対称の姿勢感覚
※ 左右で実施

図2 To Do！EXE® Act-1 解説用紙（つづき）

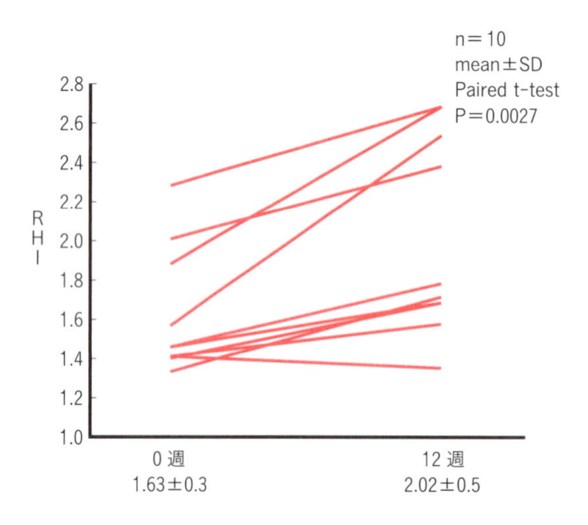

図 3　To Do ! EXE® Act-1 の 12 週間の実施に伴う血管内皮機能（RHI）の変化

グを継続するプログラムである（図 4）．インストラクターから受けた指導を基に自宅でレジスタンス運動をおのおの 10 回，1 日 3 セットを目標に実施する．ウオーキングに関しては活動量計（メディウォーク®）を受講者に貸し出し，これらの実施状況（セット数や歩数，3 METs 以上の活動時間など）を運動記録ノートに記載させた．2016 年 3 月に患者 7 人（3 人と 4 人の 2 チーム）で 12 週間実施したところ，HbA1c の有意な改善を認めた（図 5）．また終了後のアンケートでは，満足度に関しては 5 段階評価で「満足（5）」「ほぼ満足（4）」が 100％を占め，本プログラムのよかった点については，「インストラクターによる指導」の評価が最も高かった（図 6a）．また終了時点の感想では「運動能力向上」「体力増強」とならび「前向きな気持ち」になったことが上位であった（図 6b）．

本プログラムは，週 1 回の受講時に医師が同席し，さらに少人数の受講者に対し経験豊富なインストラクター1 人を割いて実施した．このため，多くの症例での継続的な実施は，人員確保の面で困難であるという結論に至った．

4）To Do ! EXE® Delivery

2017 年 7 月から開始した，「運動療法指導の出張」プログラムである．地域において，筆者らの施設と信頼関係を築けている糖尿病専門医の在籍する医療施設に当院理学療法士とインストラクターを派遣する．糖尿病運動療法実践教室と同様に当院の理学療法士（場合によっては医師）が講義を，実践指導をインストラクターが行う（図 7）．運動療法に関心があるものの，現実的に指導困難な状況にある医療施設の患者に，当院と東武スポーツが蓄積してきた運動療法指導を提供する．依頼医療施設の待合室にて，少人数を対象に実施する場合が多い．派遣できるスタッフに制限があるため，現時点では小規模で実験的に実施している．

5）To Do ! EXE® Club

To Do ! EXE® School の経験から，通常のフィットネスクラブ利用形態に近づけた連携プログラムの作成を検討した．すなわち安全面を確保しつつ，専属でかかわる人員を最小限にした，外来 2 型糖

・インストラクターによる指導

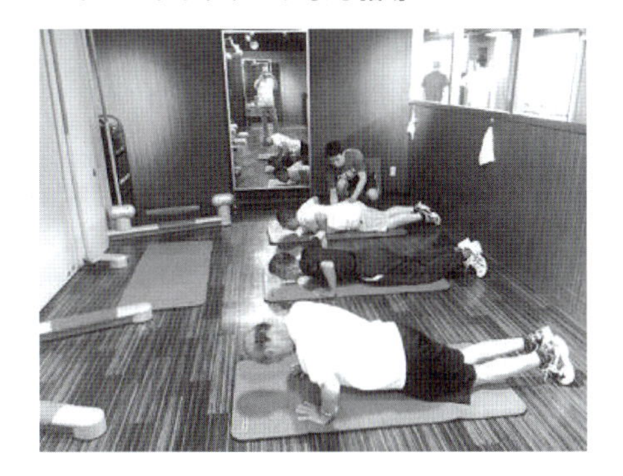

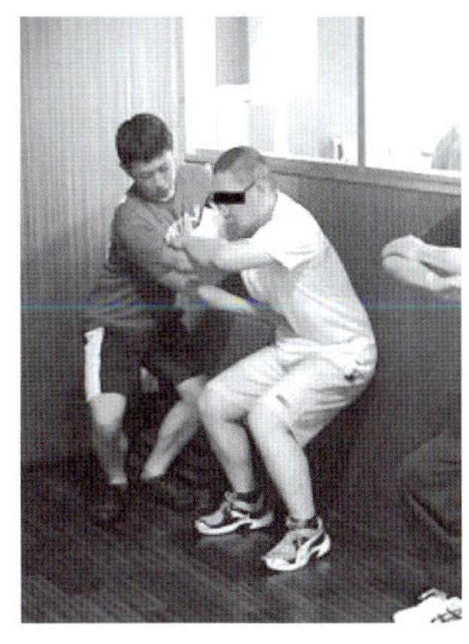

患者は週に1回フィットネスクラブに来館し，1時間インストラクターからの指導を少人数（3～4人）で受講する（全12回）．インストラクターは個人個人の体力を考慮して，強度を調整した自重レジスタンス運動を中心に指導を行う

・自主トレーニングを助ける「運動の手引き」

●ご自宅でできる自主筋力トレーニング

レベルⅠから実践してみましょう！
体調が悪い，関節が痛むなど身体の不調を感じたら，無理に行なわないでください．
呼吸を止めずに行うことが重要です．声を出してカウントしながら行いましょう！
（1, 2, 3……）

(1)胸と背中のトレーニング(10回×1～3セット)

■レベル2

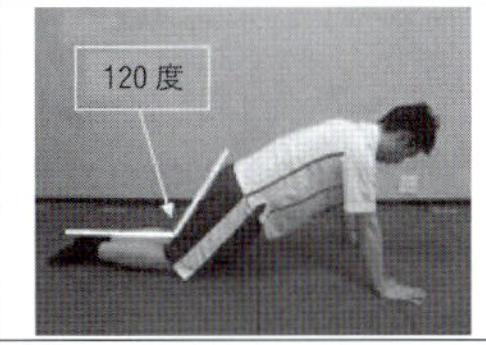	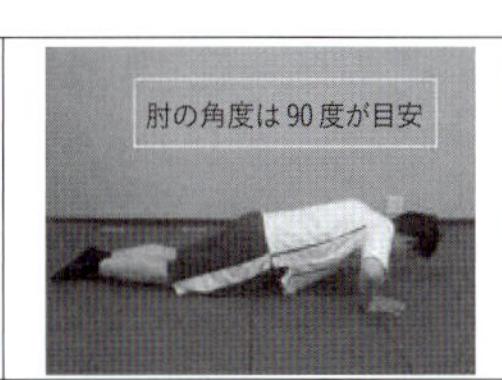
①肩の真下に手を置きます(まっすぐ)．肘は曲げ方によって強度が変わりますので120度程度を目安に行ないましょう．	②ゆっくりと肘を曲げ，床に向けて身体を下げていきます．肘を曲げれば曲げるほど強度が強くなります．90度程度を目安に曲げてみましょう．

■レベル1(初心者)

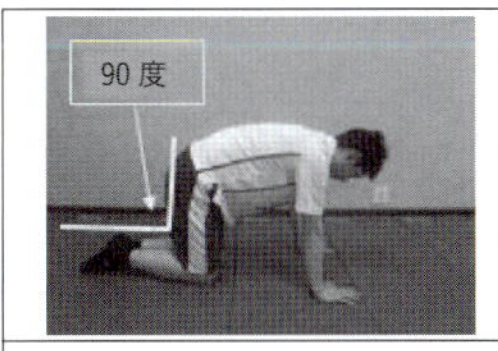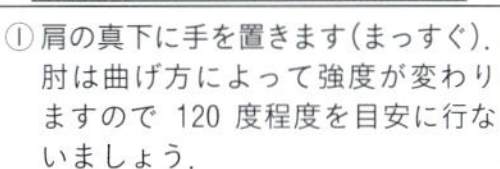	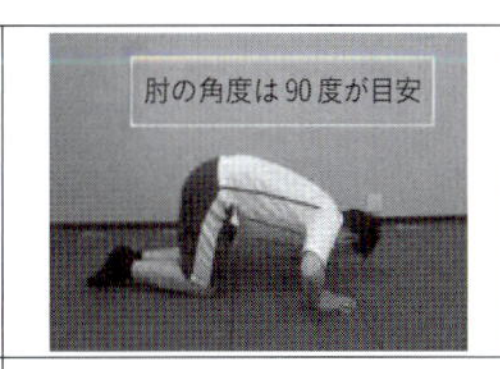
①膝を90度程度まで曲げて行ってみましょう．身体の重さを感じにくくなり，曲げ伸ばしがしやすくなります．	②ゆっくり肘を曲げ，床に向けて身体を下げていきます．90度程度を目安に曲げてみましょう．

フィットネスクラブ来館日以外の6日間は，自主トレーニングを継続する．運動の解説と注意事項をまとめた「運動の手引き」を参考に，指導を受けたレジスタンス運動3種目とウオーキングを実施する（歩数と中強度歩行時間の目標を個別に提示）．運動の実施状況は「運動の手引き」内の運動記録ノートに記載し，医師とインストラクターが確認・評価する

図4　To Do！EXE® School

尿病患者対象のフィットネスクラブ利用プログラムである．事前に当科と当院循環器内科でのメディカルチェックを行い，安全性に配慮する．入会時に体力測定・筋力測定・体組成測定などを行い，その結果をふまえてインストラクターが基本運動メニュー（トレーニングジム中心）を作成し指導する．最低でも週に2回の来館を促し，2～3カ月単位で適宜面談ののちメニューの更新を行う．さらに基本メニュー以外にもフィットネスクラブで行われる種類豊富な運動プログラム（スタジオレッスン・プール利用など）も選択可能（安全性から一部は制限あり）とすることで，運動の「単調化」「作業化」からの脱却を目指す．実施状況を記録する「運動カルテ」を導入し，その内容が医療者側にも提供されることで評価・効果の検証にもつなげていけるようにしている．2018年から開始予定であり，将来的には地域の医療施設からの依頼にも対応できるようにしたいと考えている．なお，本プログラムにおいて，筆者らの施設とフィットネスクラブ間で一部の情報共有が行われることについては，患者に十分な説明を行い，同意を得る．

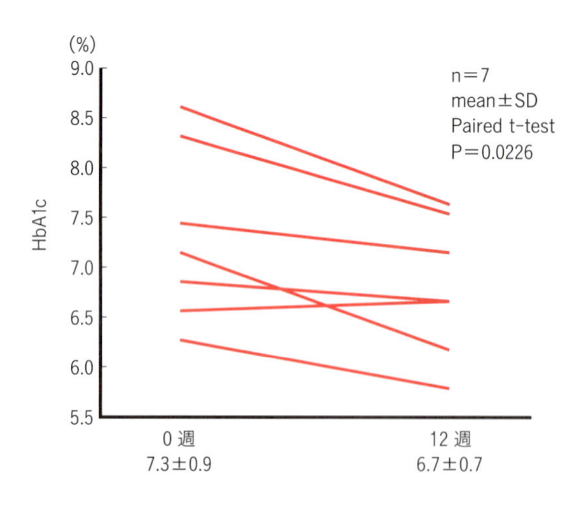

図 5　To Do ! EXE® School 参加前後における HbA1c 値の変化

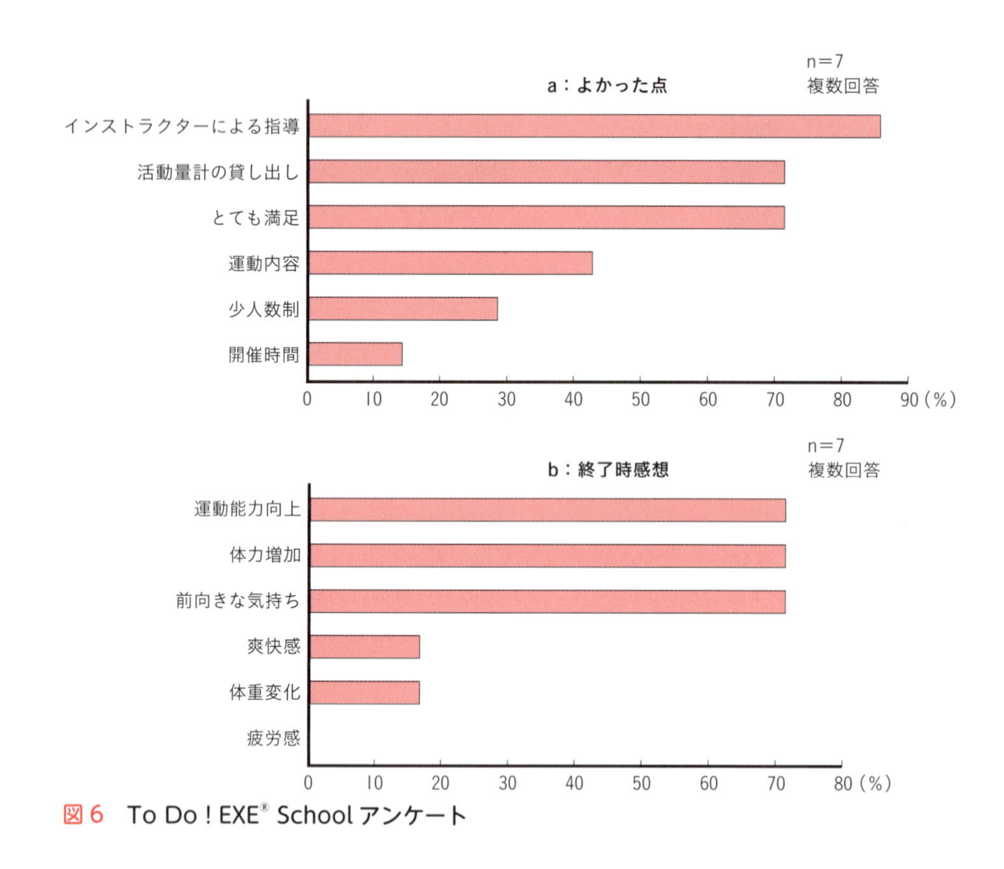

図 6　To Do ! EXE® School アンケート

4　フィットネスクラブとの連携における注意点

われわれの経験上，医療施設とフィットネスクラブとの連携は，現在の糖尿病運動療法指導の一助になる可能性があると考えている．しかしすべてのフィットネスクラブが患者の受け入れに協力的と

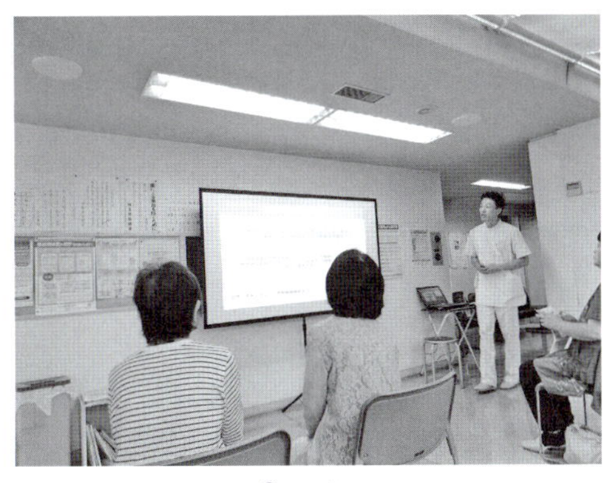

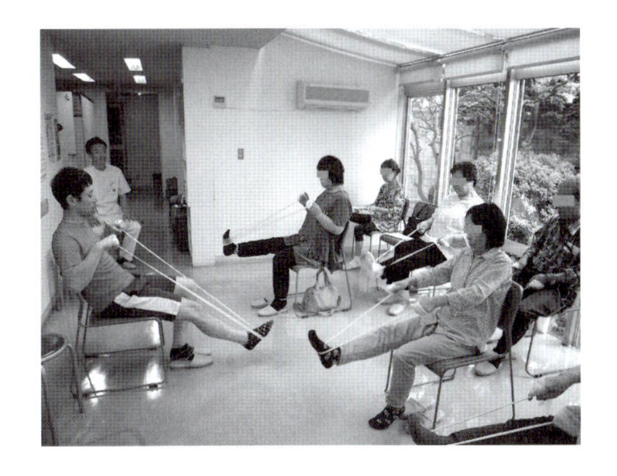

図 7　To Do！EXE® Delivery
近隣の糖尿病専門医クリニックに出張した当院の理学療法士と東武スポーツインストラクターが，それぞれ講義と運動実践指導を行う

は限らない．もしも協力的であっても，高強度運動中心であったり過度な脱水を誘発するようなプログラムなどもあるため，すべてのプログラムが糖尿病患者の運動療法指導に適しているとはいえない．連携を考慮する際にはその施設の特徴を実際に医師が確認すべきである．主治医がコミュニケーションをとった施設であれば，その患者もコミュニケーションがとりやすくなるであろう．

そしてコミュニケーションなしに医療施設側が一方的に患者をフィットネスクラブに送り込むことは避けるべきである．糖尿病患者の運動に伴うリスクを考慮した際，事故発生は患者本人だけにとどまらず，フィットネスクラブにも多大な不利益を与えてしまう．一般的に運動療法が禁忌または制限される病態[10]については，すべての糖尿病に関係する医師および医療従事者が熟知すべきである．運動に伴うリスクを減少させるためにも，医療者側におけるメディカルチェックは必須である．一般的にフィットネスクラブ側も安全管理には配慮しており，当院が連携している東武スポーツでは，アルバイトも含めた全スタッフが Emergency First Response（EFR）の心肺蘇生法コースを受講している．しかし糖尿病患者への効果と安全性の確立のためには心血管系急変時の対応だけでなく，糖尿病の病態，合併症や治療についての理解に加え，低血糖時などの対応についても熟知する必要がある．このためわれわれは，医師・理学療法士・インストラクター・東武スポーツ本社社員によるミーティングを毎月 1 回設け，知識の提供や情報の共有，運動療法指導の現状の問題点などについての話し合いを定期的に行っている．さらにインストラクター2 人（2017 年 9 月時点）は，地域糖尿病療養指導士（LCDE）の資格を取得した．糖尿病関連の勉強会やイベントなどへの継続的な参加により，運動療法にとどまらない糖尿病の全般の知識習得を進めている．

医療施設とフィットネスクラブ間のお互いの「不安」を取り除くためにはコミュニケーションが不可欠であり，その先に両者の連携が少しずつ構築できるものと考える．

おわりに

糖尿病患者が運動指導を受けることができる施設の特徴と，当院におけるフィットネスクラブとの連携について概説した．

当院における運動療法指導は，いまできることを周囲の多大なる協力のもとに手探りで進めてきた結果であるが，合併症のある患者に対する運動療法指導，1 型糖尿病患者の運動療法指導など数多くの課題が残されている．着実に取り組みを継続させ，将来的にはこれらの課題もクリアし，地域に広げていきたいと考えている．

糖尿病運動療法指導の体制は，食事療法・薬物療法に比べ発展途上にある．しかし今後多くの施設が前向きに経験を積み重ねることが，未来への道を切り開く貴重な一歩になる．すべての患者，そしてすべての糖尿病にかかわる医師と医療従事者が運動療法に触れる環境をつくり上げる必要がある．2016年2月の健康スポーツ医学委員会答申[11]では医療施設から同じ居住地域にある運動施設へ紹介・情報提供がなされ，逆に運動施設から医療施設へ運動実践の記録，体力検査の結果などがフィードバックされる仕組みとなる「運動療法連携パス」の策定を目指しているとの提案があった．その実現は多くの糖尿病患者にとって福音となるであろう．フィットネスクラブとの連携がシステムとして構築される明るい未来に期待したい．

●文献

1) 佐藤祐造，曽根博仁・他：わが国における糖尿病運動療法の実施状況（第1報）—医師側への質問紙全国調査成績—．糖尿病，**58**（8）：568〜575，2015．
2) 佐藤祐造，曽根博仁・他：わが国における糖尿病運動療法の実施状況（第2報）—患者側への質問紙全国調査成績—．糖尿病，**58**（11）：850〜859，2015．
3) 厚生労働省：医療法第四十二条第一項第四号及び第五号に規定する施設の職員，設備及び運営方法に関する基準．http://www.mhlw.go.jp/topics/bukyoku/isei/igyou/igyoukeiei/tuchi/040701186.pdf
4) 日本メディカルフィットネス研究会：メディカルフィットネスQ&A．社会保険研究所，2014．
5) 運動の実践と効果，認定健康スポーツ医の役割．日医雑誌，**145**（9）：1849〜1859，2016．
6) 公益財団法人日本健康スポーツ連盟ホームページ http://www.kenspo.or.jp/
7) 経済産業省：特定サービス産業実態調査．http://www.meti.go.jp/statistics/tyo/tokusabizi/
8) 厚生労働省：平成28年「国民健康・栄養調査」の結果．http://www.mhlw.go.jp/stf/houdou/0000177189.html
9) Umpierre, D., Ribeiro, P. A. et al.：Volume of supervised exercise training impacts glycaemic control in patients with type 2 diabetes：A systematic review with meta-regression analysis. *Diabetologia*, **56**：242〜251, 2013.
10) 日本糖尿病学会編・著：糖尿病治療ガイド2016-2017，文光堂，2016，p. 47
11) 日本医師会健康スポーツ医学委員会：健康スポーツ医学委員会答申，平成28年2月．http://dl.med.or.jp/dl-med/teireikaiken/20160302_1.pdf

（原　健二）

5 IoT を活用した運動療法の実践支援

あいち健康の森健康科学総合センター

1 背景―IoT とは―

近年スマートフォンが急速に普及し，総務省の調査によれば 2016 年の個人のスマートフォンの保有率は 51.6% と，この 5 年間で 4 倍に急増している[1]．その動きに合わせるように，Internet of Things（以下，IoT）が広がりつつある．

IoT とは「モノ」のインターネットのことを指し，身のまわりのあらゆるもの（機械など）がインターネットを通じてつながることで実現するサービスや技術のことである．身近なところでは，外出先からスマートフォンでエアコンのスイッチを操作する，スマートフォンで自宅の鍵を開け閉めできるなど，インターネットとつながるモノが登場してきた．ヘルスケア産業でも，ウエアラブルデバイス（活動量計，体重計など）がインターネットにつながり，クラウド上にデータを送信し，そこで処理され生成したメッセージはスマートフォンアプリを通して利用者が閲覧できる．管理者側から見ても，データを一元管理できることや解析ソフトの更新が容易にできるなどのメリットがある．

2 糖尿病等重症化予防のための生活習慣改善指導と実施体制

当センターでは，健康維持・増進，有疾患者の運動療法として安全かつ効果的な運動を継続するための支援を実施している．医師の指示のもと，健康運動指導士が対象者に合わせて段階的に運動を提案していく．健康診断などの結果に基づく保健指導においても，対象者の健康状態を保健師・管理栄養士など多職種間で共有し，指導方針の共通認識ができる仕組みをつくっている．

2 型糖尿病などの管理には，各個人の健康状態に合わせた指導により行動変容を促すことが必要であり，指導の際には対象者の現在の生活習慣とその改善意欲を把握し，日常で実施可能な目標を自ら計画してもらうことが大切である．継続的な支援においては，対象者から得た取り組み状況などの報告から，当初の行動目標に無理がないかを確認し，目標が合わない場合には目標量や内容の変更を提案するようにして，中断防止やリスク管理に努めている．

しかし，取り組み始めた行動を意志強く実行し続けることは，だれもが容易にできることではない．2 型糖尿病の良好な血糖コントロールのためには身体活動量の維持・増加と体重管理が重要だが，取り組みを続けられるような，対象者の気持ちを後押しする仕組みの構築が求められている．

3 IoT を活用した運動療法

平成 28 年度，経済産業省のモデル事業「IoT を活用した糖尿病予防管理事業」の公募があり，われわれは IoT を活用した生活習慣改善支援実証事業を行った〔「毎日の糖尿病管理を“七福神”が伴走！未受診・脱落・コントロール不良をなくせ！！（代表：津下）〕[2]．

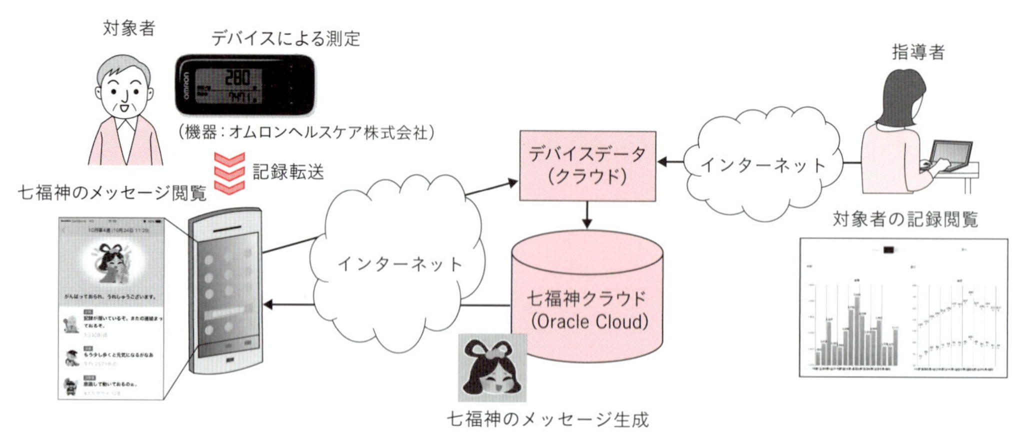

図 1　IoT を活用した指導プログラムとシステムイメージ

1）「七福神」が生活習慣改善の取り組みを応援

対象者の日々の取り組みを応援し，行動変容につながるよう，クラウドにある IoT 情報に基づいて，状況に応じたメッセージを配信する「七福神アプリ」を作成した．医師や指導者に監視されている感覚を持ちにくく，対象者により親しみを感じてもらえるよう，七福神のイメージを活用した．福禄寿（活動量計・体組成計・血圧計の記録），恵比寿（歩数），毘沙門天（身体活動量），布袋尊（体重変動），寿老人（血圧値），弁財天（取り組みの総合評価）と健康行動の指標を関連づけ，それぞれの神が見守る仕掛けを考案した．デバイス情報に合わせ，週 2 回（月曜・木曜），応援や励ましのメッセージ，体重の急な変化や歩き過ぎを確認した場合には注意メッセージを配信，各メッセージは科学的根拠に基づいて作成している．

なお，インターネットを介するデバイスデータ授受やメッセージ配信は，研究用の個人 ID とパスワードにて管理し，スマートフォンアプリやクラウド上に個人情報は保持していない．個人情報の取り扱いやセキュリティーに配慮しながらシステム構築を行った．

2）IoT を活用した血糖改善のためのプログラム（図 1）

IoT を保健指導時にも利用し，相手に沿った適切な支援，円滑な指導のための有用性も検討した．通常の指導では，対象者の実践状況について次回来所するまで，あるいは取り組み記録をメールなどで送ってもらうまで知ることができない．また，過去に起こったことに対してタイムリーに支援をすることが難しい．一方 IoT の場合には，指導者も対象者の記録を共有しながら支援を進めることができる．遠隔でも，対象者の実践状況や数値の推移などの確認が可能である．

保健指導で重要なのは，初回の対面指導時にしっかり動機づけを行うこと，実践可能な目標が立てられるように支援することである．本プログラムにおいても初回に重点を置き，目標実践に対するこまめなフィードバックは「七福神」が楽しく実施し，期間中は保健指導者が定期的に継続支援や対面指導を行う計画とした．指導の際，対象者の取り組み状況を確認することが重要であることから，一定期間の IoT 情報が一目で把握できるよう，指導者用のサマリーを作成し，その活用方法については指導者間で手順を確認した．

本プログラムを用いた実証（図 2）は，生活習慣改善に対する IoT 活用効果を検証するため，IoT

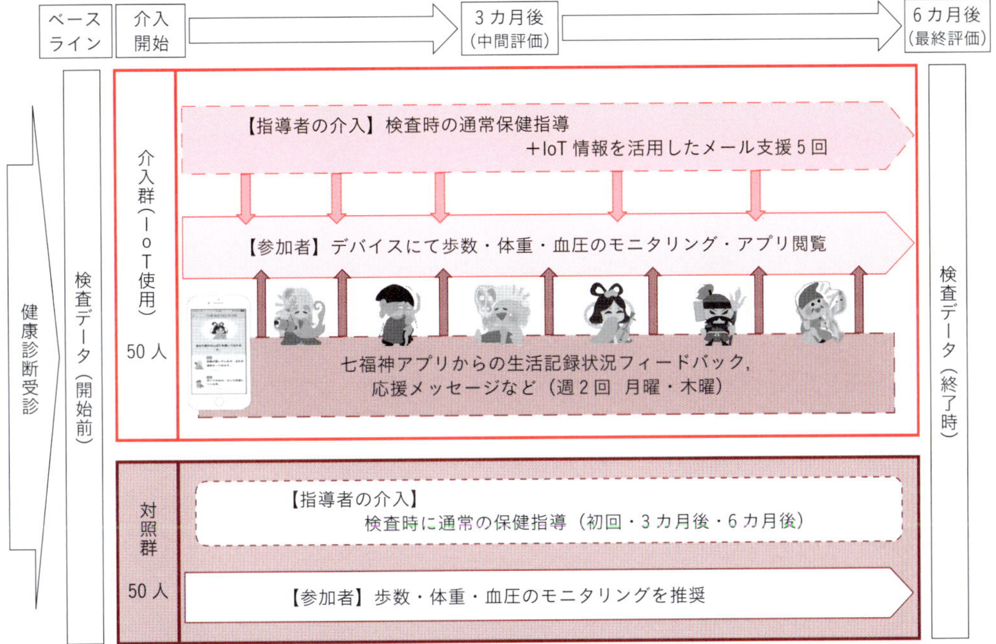

図2 「毎日の糖尿病管理を“七福神”が伴走！未受診・脱落・コントロール不良をなくせ！！（代表：津下）」実証研究

デバイスと七福神アプリを使用する群（介入群）50人とIoT機能のないデバイスを貸与する群（対照群）50人との比較試験とし，行動変容への影響と検査値の変化について評価した．

3）対象者

健診にてHbA1c 6.5%以上が確認され，スマートフォンを日常的に利用している人を対象とした．糖尿病治療中も含み，運動実践がふさわしくない状態については除外条件とした．具体的な除外条件は，腎症第4期（eGFR<30 mL/分/1.73 m^2），透析療法中，インスリン治療中，増殖性網膜症，前増殖性網膜症あるいはかかりつけ医により眼底所見が不安定と判断された場合，認知症，がん・循環器疾患など重症疾患により治療中，その他かかりつけ医が望ましくないと判断した場合であった．

スマートフォンの機種についても，デバイスとの通信機能があること，アプリケーションが正常に動作するOSを満たしていることを条件とした．

4）指導内容

初回の動機づけでは，保健師らが検査値の見かた，良好な血糖コントロールのための生活習慣などについて説明し，健康運動指導士が日常で身体活動量を増やす工夫を提案した．どのような運動をどれくらい行うことが好ましいか，対象者がイメージできるよう工夫し，帰宅後の運動実践につながるよう，運動強度や継続時間の体験を設けた．目標設定では具体的かつ実現可能性のある計画が立てられるようにした．

対象者にインターネットにつながる活動量計を貸与し，毎日の測定とスマートフォンアプリへの記録転送を促した．IoT デバイスの導入は指導者がフォローし，アプリダウンロード，IoT 機器の扱いやスマートフォンとの連携など，自分で操作ができるようにした．期間中は，七福神アプリのメッセージを確認しながら，目標に向けて継続実施してもらうことを伝えた．

七福神アプリでは，歩数の増加と身体活動量の増加を促した．身体活動量基準 2013 に準拠し，歩数は 1 日 8,000 歩〜10,000 歩，身体活動量は週合計 23 METs・時を目標としたメッセージを配信している．毎週の歩数は恵比寿が，身体活動量は毘沙門天が，測定値に基づいて喜びや応援，ときに悲しむなどさまざまな表情で伝えた．

5）リスクマネジメント

安全かつ適切な運動継続のため，リスクマネジメントを徹底した．対象者除外条件に該当していないことを確認したうえで参加を決定した．初回の対面指導では，運動の進めかた，体調のセルフチェック，体調に合わせた運動内容の選択，実施時間帯などを伝えた．七福神アプリにおいても，歩数や身体活動量が多いことをほめるばかりでなく，歩き過ぎによる障害を防ぐよう注意している．たとえば多量な歩数が 1 週間以上連続して記録された場合には，「歩き過ぎて膝を痛めんか心配じゃ」などと七福神による注意喚起メッセージが表示されるように設定した．専門職による継続支援や経過中の検査受検の前には，対象者の記録を確認することとし，IoT データから異常値など特別な介入が必要と読みとれた場合は，医師に指示を仰ぎ，対象者へ早めに連絡するようにした．これら指導手順はマニュアルを作成して指導体制を整備した．

4 結果

IoT を活用した半年間のプログラムに参加したのは，50 人（男性 41 人，女性 9 人），ベースラインの平均は，年齢：51.5±9.2 歳，体重：75.0±16.1 kg，BMI：26.6±4.5 kg/m^2，HbA1c：6.99±0.65％であった．活動量計の装着状況を分析したところ，週当たりの測定日数は平均 6.2 日と高頻度の使用を確認した．開始時のアンケートでは，これまでの歩数計の活用習慣は，「毎日測定」：28.3％（13 人），「週に数回測定」：2.2％（1 人），「ほとんどしない」：69.6％（36 人）であったが，本プログラムの期間中は測定が継続された．事前の測定習慣がほとんどない人だけに絞ってみても，週当たりの測定日数は 6 日以上であり，IoT デバイスの利用や記録には手間がなく，日常生活のなかに無理なく取り入れられたことが示唆された．

ベースラインの肥満度別に歩数について検討したところ，週の平均歩数は，BMI 25 未満群では介入終了まで約 9,000 歩を確保していた．BMI 25 以上 30 未満群は，開始した週が最も多く約 12,000 歩，以降右肩下がりとなったが最終週でも約 9,000 歩は確保されていた．それに対し，BMI 30 以上群では，約 7,000〜6,000 歩程度と徐々に歩数が減少していた．肥満度別の比較で顕著な違いがみられたのは，週の最も少ない歩数である．BMI 30 未満では，期間中 3,000 歩以上は確保されていたが，BMI 30 以上では 3,000 歩未満，より少ない週は 2,000 歩を下回っていた．これらは身体活動量でも同様の傾向を示し，高度肥満群においては，よく歩く日と歩かない日の身体活動量の差が大きいことがわかった（図 3）．半年後の検査値の変化については，群内前後比較し，介入群において体重・BMI・HbA1c に有意な改善がみられた．

IoT を活用した生活習慣改善指導に対し，指導者からは「歩数だけでなく運動強度がわかりリスク管理ができる」「一目で状況を確認でき，継続支援にかかる時間が短縮できた」など豊富な情報を効

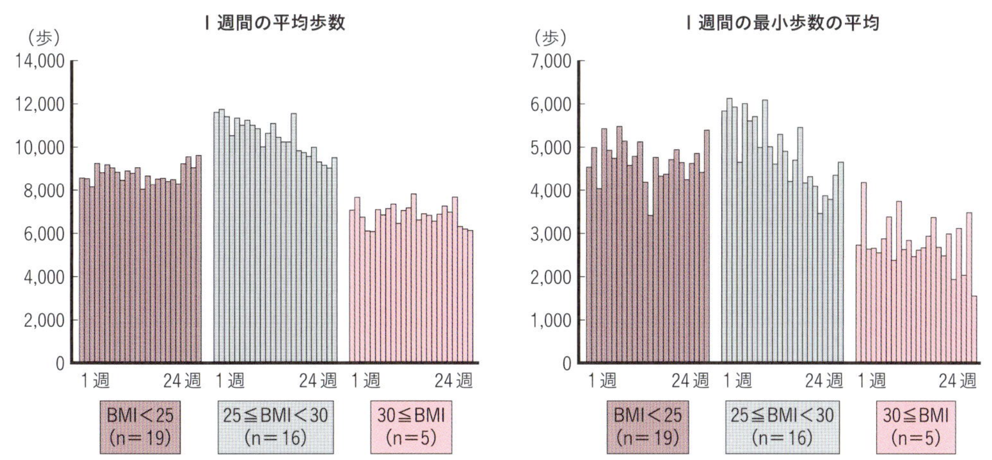

図3 平成28年度実証研究の結果：ベースラインBMI別にみた歩数および身体活動量の推移

率よく把握ができる点にメリットを感じていた．今後もIoT利用を希望，指導時により使いやすいものになることを期待する声が上がっている．

おわりに

指導現場において，最初は勢いよく取り組んでいたものの何かがきっかけとなり中断してしまった例を，たびたび耳にする．「体調を崩した」「異動して環境が変わった」などの理由だが，もう少し早くに情報が得られ，すぐに対応できれば，中断を防止できる可能性はある．

IoT活用の場合でも，限られたマンパワーで多量なデータを毎日確認することは不可能である．一方，七福神アプリではデバイスデータがあれば自動的にフィードバックができる．より個別性に応じたメッセージをおくることができれば，モチベーション維持のために有用なものと考えられる．

現在，2016年度の研究成果を基に，全国で大規模な糖尿病重症化予防研究が始まっている．七福神アプリに，飽きさせない機能やより個人に合うメッセージ配信の仕組みを加えている．大量のデータが蓄積されることから，機械学習などを活用し対象に応じたメッセージの配信とアルゴリズムの開発などを行う予定である．

今後さらに広がるスマートフォン社会において，IoTの活用も拡大していく．保健指導・療養指導における対象者にも，スマートフォンを利用する世代が増加する．IT技術などの安全な活用を検討しつつ，効率よく効果的な糖尿病重症化予防プログラムの開発が求められる．

文献

1）総務省：平成29年版情報通信白書．http://www.soumu.go.jp/johotsusintokei/whitepaper/ja/h29/pdf/
2）津下一代：ICTを用いた健康戦略．月刊糖尿病，9（1）：11〜23，2017．

（野村恵里・津下一代）

6 運動・スポーツにかかわる国・自治体の動き

1 健康に向けたスポーツの振興 —スポーツ庁の取り組み—

1 スポーツ庁の沿革とスポーツ基本計画

1）スポーツ庁の沿革

スポーツ行政は，これまで文部科学省のスポーツ・青少年局が担っていたが，平成 27（2015）年 10 月に文部科学省の外局としてスポーツ庁が創設され，その業務を担うことになった．

スポーツ庁では，トップアスリートの支援などを通じた国際競技力の向上，スポーツを通じた国際交流・協力，ドーピング防止活動の推進，オリンピック・パラリンピックムーブメントの推進，地域スポーツ施設の充実などスポーツをできる多様な場の創出，スポーツ団体のガバナンス改善，スポーツ人材・指導者の育成やスポーツを通じた国民の健康増進などに取り組んでいる．

2）スポーツ基本計画

平成 27（2015）年 10 月に発足したスポーツ庁は，スポーツ基本法の趣旨をふまえ，スポーツを通じ「国民が生涯にわたり心身ともに健康で文化的な生活」を営むことができるスポーツ立国の実現を最大の使命としている．同法の理念を具体化し，国，地方公共団体およびスポーツ団体などの関係者が一体となってスポーツ立国の実現を目指すうえでの重要な指針となるものとして，同法第 9 条の規定に基づきスポーツ基本計画が策定された．

平成24（2012）年に策定されたスポーツ基本計画（「第1期スポーツ基本計画」）は，平成24（2012）年度から平成 28（2016）年度までの 5 年間に総合的かつ計画的に取り組むべき施策などを掲げる 5 年間の計画だった．この結果，たとえば子どもの体力の低下傾向におおむね歯止めがかかるとともに，ロンドンオリンピックにおける総メダル獲得数が過去最高となるなど，一定の成果が認められた．

そして，平成 29（2017）年度以降を対象とした新しい計画をつくるべく，スポーツにかかわる幅広い分野の有識者から構成されるスポーツ審議会で審議を行い，約 1 年間の議論を経て，同審議会の答申が取りまとめられた．この答申をふまえ，平成 29（2017）年 3 月に平成 29（2017）年度から平成 33（2021）年度までの 5 年間を対象とする「第 2 期スポーツ基本計画」が策定された（図 1）．

「第 2 期スポーツ基本計画」では，多面にわたるスポーツの価値を高め，広く国民に伝えていくため，計画が目指す方向性をわかりやすく簡潔に示すよう，「スポーツの価値」に関し，以下の 4 つの観点から，「スポーツ参画人口」を拡大し，他分野との連携・協力により「一億総スポーツ社会」の実現に取り組むことを基本方針として提示している．

①スポーツで「人生」が変わる！（スポーツにより人生を健康で生き生きとしたものにできる）

②スポーツで「社会」を変える！（共生社会・健康長寿社会の実現，経済・地域の活性化に貢献できる）

③スポーツで「世界」とつながる！（多様性を尊重する世界，持続可能で逆境に強い世界，クリー

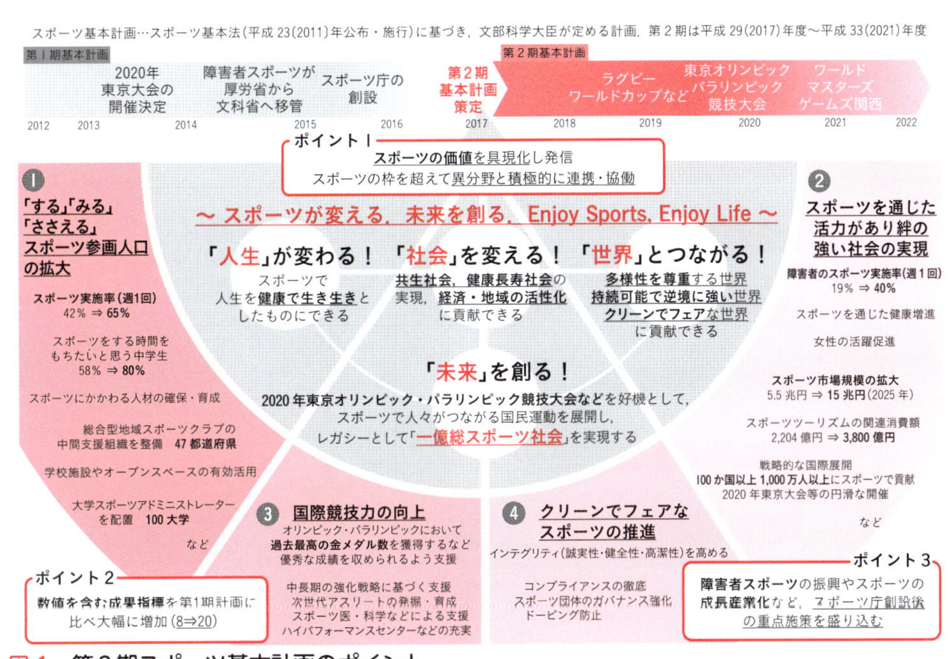

図1　第2期スポーツ基本計画のポイント

ンでフェアな世界に貢献できる）

④スポーツで「未来」を創る！（2020年東京オリンピック・パラリンピック競技大会などを好機として，スポーツにより人々がつながる国民運動を展開し，レガシーとして「一億総スポーツ社会」を実現する）

また，簡潔なかたちで施策の体系化を図り，今後5年間に総合的かつ計画的に取り組む施策として，以下の4つの政策目標を掲げている．

①スポーツを「する」「みる」「ささえる」スポーツ参画人口の拡大と，そのための人材育成・場の充実

②スポーツを通じた活力があり絆の強い社会の実現

③国際競技力の向上に向けた強力で持続可能な人材育成や環境整備

④クリーンでフェアなスポーツ推進によるスポーツの価値の向上

また，以上4項目を，19の施策目標，139の具体的施策（うち再掲11）に整理した．

「第2期スポーツ基本計画」の対象期間のあいだには，2019年にラグビーワールドカップ，2020年に東京オリンピック・パラリンピック，2021年にワールドマスターズゲームズ関西と，大きなイベントが開催される．国民のあいだでスポーツへの関心が高まるこの5年間で，もっとスポーツを身近に感じ，楽しんでもらいたいと考えている．

2　国民のスポーツ実施率向上に向けて

前述のとおり，「第2期スポーツ基本計画」のなかでは，スポーツ参画人口の拡大が大きな柱のひとつとなっている．そこで，成人の週1回以上のスポーツ実施率を現在の42.5%から65%程度とすることを目標として掲げた．

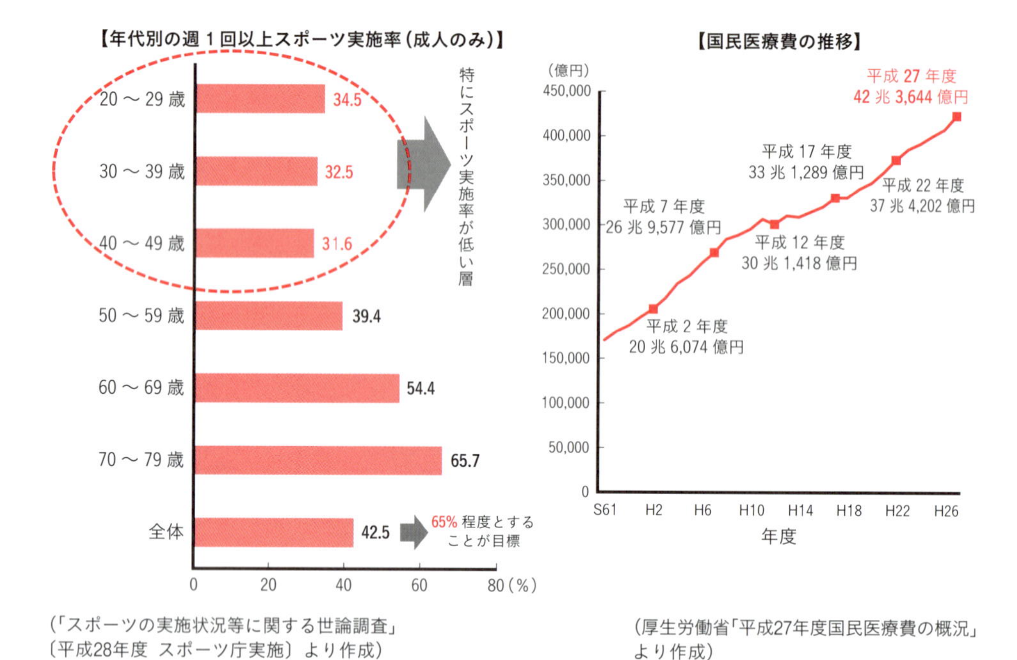

（「スポーツの実施状況等に関する世論調査」〔平成28年度 スポーツ庁実施〕より作成）

（厚生労働省「平成27年度国民医療費の概況」より作成）

図2 スポーツ実施率および国民医療費の現状

一方，国民医療費の推移をみると，年々増加傾向にあり現在40兆円を超えている．今後，この国民医療費をいかに抑制していくかは政府全体としても喫緊の課題であるが，スポーツによる健康増進はその一助を担えると考えられている（図2）．

また，実際に病気になってしまったりけがをしてしまったりしたときに，安心して治療を受けることができる環境づくりは大事であるが，他方で，可能なかぎり病気やけがをせずに過ごすことが生涯を送るうえでは重要である．その土台づくりにスポーツも大きく貢献できると考えている．

鈴木大地スポーツ庁長官が，平成29（2017）年10月，スポーツ庁が3年目を迎えた際の所信表明でも，「これからのスポーツ政策の本丸は国民の健康」と述べている．

3 スポーツ庁における健康増進に向けた具体的取り組み

1）健康スポーツ部会の設置

「第2期スポーツ基本計画」に定められた「成人の週1回以上のスポーツ実施率65％程度」の目標を達成するためには，新たに2,000万人の行動変容を促す必要がある．

この目標達成に向けて，平成29（2017）年7月7日に開催されたスポーツ審議会の総会において，スポーツ審議会の下に，「健康スポーツ部会」を新たに立ち上げて議論することが決定された．これに基づいて，第1回健康スポーツ部会が平成29（2017）年9月20日に開催された（図3）．

同部会の主なコンセプトは，「経済界や保険者等と連携した国民運動」「生活に身近な地方公共団体が中心となる取り組み」「スポーツを継続させるための環境整備」である．1年後をめどに，①ビジネスパーソン，②女性，③子ども，④高齢者を主な対象としつつ，障害者も含め，広く国民全体に向けたスポーツ実施率の向上のための新たなアプローチや，即効性のある取り組みを行動計画としてま

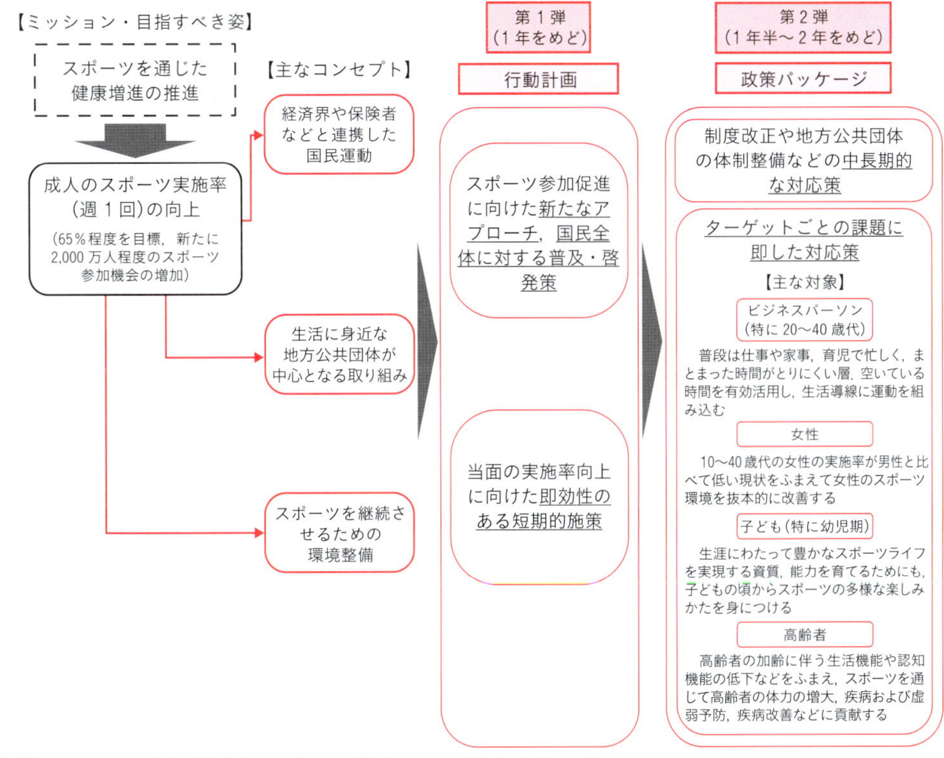

図３　スポーツ審議会健康スポーツ部会での検討のイメージ

とめることとなっている．

また，主な対象ごとにそれぞれの課題を整理しつつ，新たな制度創設・制度改正も視野に入れた中長期的な施策について，２年をめどに取りまとめる予定である．

2）ビジネスパーソン向けの施策

成人の週１回以上のスポーツ実施率は全体としては42.5％であるが，年代ごとに分析してみると，20〜40歳代の実施率が30％台前半とたいへん低くなっている（図４）．これは「スポーツをやりたいと思っても，仕事が忙しくて，なかなかスポーツをする時間がとれない」という要因が考えられる．また，ビジネスパーソン自身の意志だけではスポーツの習慣づくりが難しい場合も多く，企業側から積極的に従業員に対してスポーツの実施を促していくことも重要となる（図５）．

また，従業員への運動習慣づくりが，健康増進，ストレス解消，コミュニケーションの活性化を生みだし，はたらく意欲や生産性の向上などが見込まれる．この世代にスポーツを気軽に楽しんでもらうために，スポーツ庁では以下の施策を実施している．

まず，平成29（2017）年度に従業員の健康増進のためにスポーツ実施に向けた積極的な取り組みを行っている企業を「スポーツエールカンパニー」として認定する制度を創設した．認定された企業の取り組みを広く周知することで，他企業への横展開を促し，ビジネスパーソンのスポーツ実施率の向上を目指すとともに，従業員の健康管理を考え，戦略的に取り組んでいる企業の社会的評価の向上を図っていく．

また，同年10月２日にビジネスパーソンのスポーツ参画人口拡大を通じて国民の健康増進を図る

○ 成人の週 1 回以上のスポーツ実施率を性別・年代別にみると，20 〜 40 歳代が低く，特に女性が低くなっている（週 1 回以上 28.2%）
○ 一方で 50 歳代以降は年代が高くなるにつれて実施率は上がり，男女とも 70 歳代の実施率が最も高い

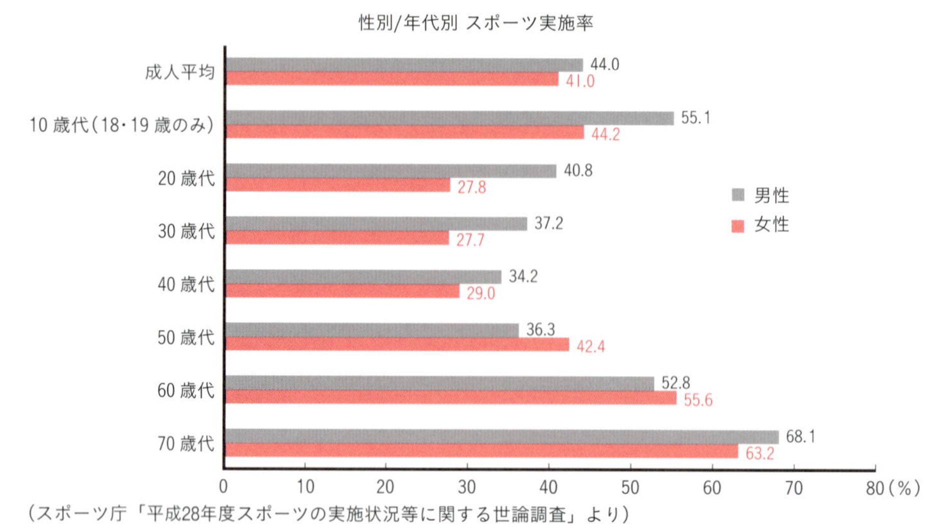

（スポーツ庁「平成28年度スポーツの実施状況等に関する世論調査」より）

図 4　成人における週 1 回以上の運動・スポーツを行う者の割合

○運動・スポーツの実施理由は，「健康のため」（77.4%）が最も多く，「体力増進・維持のため」（53.0%）が続いている
○運動・スポーツを実施する頻度が減ったまたはこれ以上増やせない（増やさない）理由は，「仕事や家事が忙しいから」（32.8%）が最も高く，次いで「面倒くさいから」（24.0%），「特に理由はない」（22.2%）などがある

【この 1 年間に運動やスポーツを実施した理由（複数回答可）】　【1 年前と比べて運動・スポーツを実施する頻度が減ったまたはこれ以上増やせない（増やさない）理由（複数回答可）】

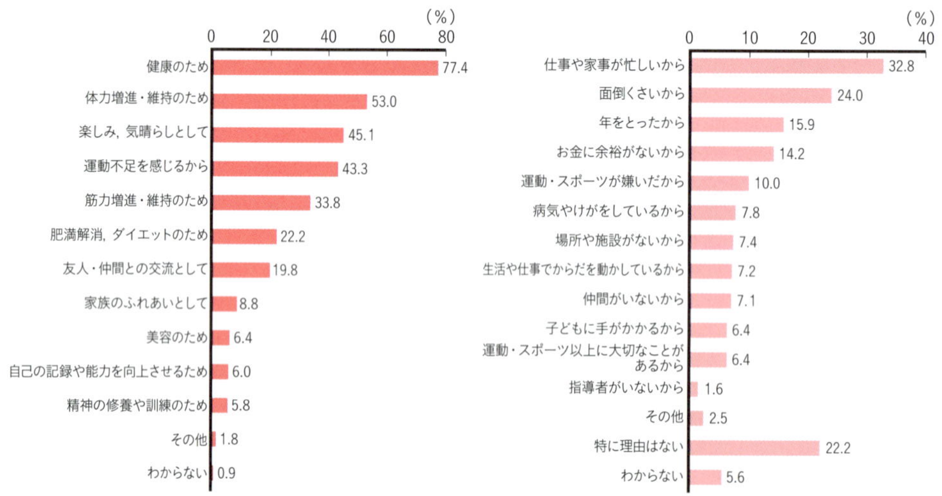

（スポーツ庁「平成28年度スポーツの実施状況等に関する世論調査」より）

図 5　スポーツの実施要因・阻害要因

官民連携プロジェクト「FUN＋WALK PROJECT」の開始を発表した．これは，普段の生活において気軽に取り入れることのできる「歩く」ことに着目し，「歩く」に「楽しい」を組み合わせることで，自然と「歩く」習慣が身につくようなプロジェクトである．

第一弾として，通勤時間や休憩時間などに意識して歩いてもらうことをねらいに，「スニーカー通勤」や「リュック通勤」など“歩きやすい服装”を推奨する活動を民間企業・団体と連携して展開する．たとえば，通勤時の階段使用や目的地のひと駅前から歩いたりすることなどで「歩く」ことの習慣化への第一歩になればと考えている．

このプロジェクトでは，1日の歩数を普段より1,000歩（約10分）増加することを目指し，まずは8,000歩を目標とする．好きなこと・楽しいことと「歩く」をどんどんつなげることで，歩くことをもっと楽しく，楽しいことをもっと健康なものに変えていけるよう促していきたいと考えている．

またスポーツ庁では，スポーツの習慣化に向けて以下の取り組みを率先して行っている．

政府として，2年前から夏の生活スタイル変革として「ゆう活」を推奨している．スポーツ庁が発足してはじめての「ゆう活」であった昨年（2017年）から，庁内職員を挙げてのスポーツ・レクリエーションを実施してきている．

また，平成29（2017）年5月26日のプレミアムフライデーに合わせて開催された企業対抗・駅伝イベント（ブルームバーグ　スクエア・マイル・リレー東京）に，鈴木長官はじめスポーツ庁チームで参加した．これは世界10都市で開催されているイベントで，今回，国内初開催となる東京大会が丸の内で開催され，約50の企業チームが参加した．

政府では，長時間労働の削減，“働き方改革”に取り組んでいる．ワークライフバランスを実現し心身ともに健康を保つために，余暇時間の過ごしかたとしてスポーツの習慣づくりにも取り組んでいただきたい．

3）スポーツ無関心層へのアプローチ

スポーツ実施率向上には，スポーツに関心がなかった人の意欲向上といった視点も重要である．ファッションや観光，エンターテインメントとスポーツの組み合わせなど，これまでにはないスポーツと他分野の融合により，スポーツ実施への誘引策をスポーツとは異なる観点から考えていく必要がある．

スポーツの語源はラテン語の「気晴らし，楽しみ」であるので，かならずしもスポーツ・運動を行うことが目的ではない活動が，無意識のうちに習慣的に行われ，結果的にスポーツ・運動の習慣がつくという好循環の創出を契機にして，スポーツ参画人口の拡大に取り組んでいきたいと考えている．

たとえば，ある商業施設においては，買いものに来たお客に対して，店内を歩くことによってポイントがたまるといったインセンティブを与えることによって，歩くことを促す仕組みづくりをしている．関係機関が一体となって，さまざまな知恵を出し合えば，もっといろいろな取り組みが考えられるだろう．

4）スポーツガイドライン（仮称）の策定に向けた検討

また，スポーツへの参画を促進するためには，スポーツの意義や価値，位置づけなどをわかりやすく提示するとともに，スポーツ未実施者への働きかけやスポーツの継続的実施のための方策について整理する必要がある．

そのため，スポーツ庁では平成28（2016）年度より，運動・スポーツに関するガイドライン（仮称）

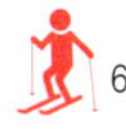

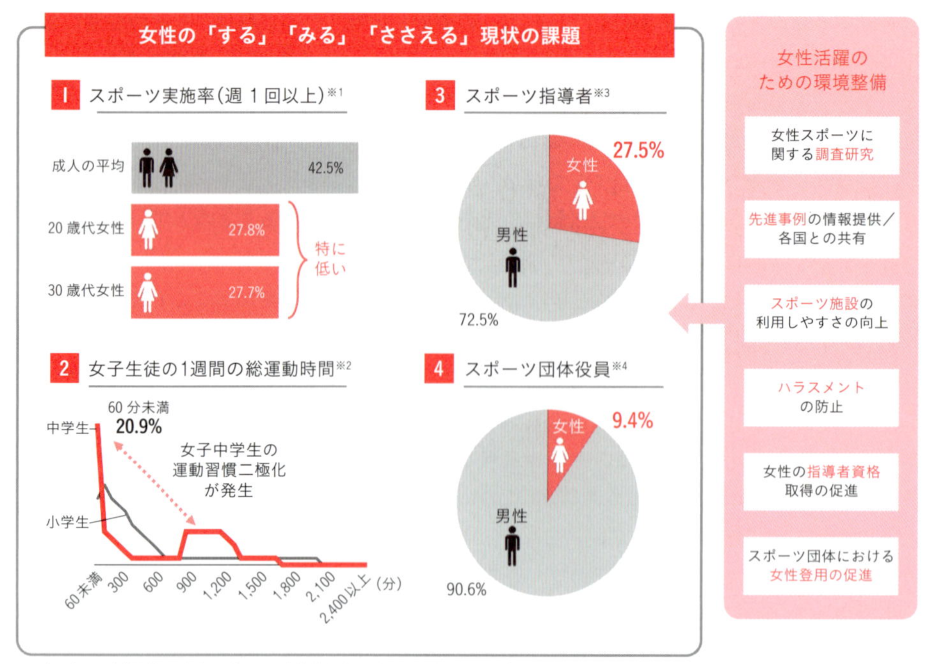

※1（スポーツ庁「平成28年度スポーツの実施状況等に関する世論調査」より）
※2（スポーツ庁「平成28年度　全国体力・運動能力，運動習慣等調査」より）
※3（(公財)日本体育協会提供資料よりスポーツ庁作成）
※4（内閣府男女共同参画局　平成28年度女性の政策・方針決定参画状況調べ　女性の政策・方針決定過程への参画状況の推移（総括表）よりスポーツ庁作成）

図6　女性の活躍促進

策定に向けた検討を進めている．平成29（2017）年10月10日に「運動・スポーツガイドライン（仮称）策定に向けた有識者会議」の第1回が開催された．平成29（2017）年度中にスポーツガイドライン（仮称）を策定し，スポーツ関係者などに取り組みの方向性やその参考となる事例を示し普及啓発することで，スポーツ関係者などの取り組みを促進し，ひいては国民のスポーツ参画人口の拡大に資することを目指す．

5）女性のスポーツ参画促進

20歳代，30歳代の女性のスポーツ実施率は，ほとんどの世代で男性よりも低くなっている．また，スポーツ指導者に占める女性の割合は27.5%，スポーツ団体の役員に占める女性の割合は9.4%となっており，女性活躍の環境整備も課題である（図6）．

スポーツ庁では，こうした課題に対処するために，スポーツのあらゆるレベル・役職・役割における女性の参画を促進するため，「スポーツを通じた女性の活躍促進会議」を設置している．本会議には，女性のスポーツ参加にかかわる各方面の関係者が参加しており，直近では，平成29（2017）年8月30日に第2回会議が開催された．この会議では，英国におけるスポーツを実施していない女性の要因分析の紹介などをふまえて，女性のスポーツ参加に関するさまざまな課題と具体的な実施方策について議論・検討を実施している．

6）子どものスポーツ参画促進

スポーツ庁では，平成29（2017）年度より「子供の運動習慣アップ支援事業」を実施している．

楽しみながら幼児期の子どもたちが日常的に運動・スポーツを実施する習慣を身につけられるように，運動プログラム実施マニュアルの作成，プレイリーダー・インストラクターの養成事業，放課後子ども教室などへの派遣事業を実施している．

7）高齢者のスポーツ参画促進

「一億総活躍社会」の実現に向けては，国民の健康寿命の延伸を図ることが重要である．特に平均寿命と健康寿命の差（約10年）を縮めていくことは，QOLの向上および国民医療費の削減の観点からも重要な課題である．高齢者は比較的スポーツ実施率が高い層ではあるが，体力の低下などによりその継続が難しくなる可能性がある．将来にわたって，できるだけ長くスポーツの実施を可能とし，健康な生活を送れるよう，エビデンスに基づいた的確なプログラムの提供が必要である．

平成28（2016）年度に調査を行った，スポーツ医・科学的エビデンスを基に，平成29（2017）年度は高齢者の加齢による体力の低下などを考慮に入れた，楽しく無理なく継続できるスポーツ・レクリエーション活動などを活用した運動プログラムを開発している．

介護予防の現場などでの活用を検討しながら，スポーツを通じて高齢者における心身の健康の保持増進を図っていきたいと考えている．

8）地方公共団体への支援

また多くの国民に対してスポーツを通じた健康増進を推進するためには，地域においてスポーツに関する行動と健康に関する行動に効率的にアクセスできる環境の整備が必要である．

地方公共団体におけるスポーツを通じた健康増進に関する施策を持続可能な取り組みとするため，運動・スポーツに無関心な層も含めて多くの住民が運動・スポーツに興味・関心をもち，その習慣化を図るため，行政内（スポーツ部局・健康福祉部局など）と域内の関係団体（民間事業者・スポーツ推進委員・健康関連団体・医療機関など）が一体となって行う，スポーツを通じた健康増進に資する取り組みを支援している．

9）障害者スポーツの振興

平成29（2017）年度からの新規事業である「Specialプロジェクト2020」は，東京オリンピック・パラリンピック競技大会などを契機として，特別支援学校の子どもたちが夢や希望をもてる機会の充実を目的としており，全国それぞれの特別支援学校約1,000校で2020年にスポーツ・文化・教育の祭典を開催することとしている．

具体的には，特別支援学校の子どもたちが2020年は特別な年であったと実感できるよう，オリンピアン・パラリンピアンやプロの芸術家なども参画した特別な体育祭・文化祭を全国各地で開催するイメージであり，これに向け，各都道府県での体制整備やモデル事業の実施を行っている．

また，都道府県・市町村において，行政・スポーツ団体などのスポーツ関係者・障害福祉関係者が連携体制を構築し，地域における障害者スポーツの総合的な推進体制を整備する事業（「地域における障害者スポーツ普及促進事業」）を行っている．本事業では，都道府県などにおける域内の障害者スポーツ普及のための体制づくりや先進的取り組みを支援するとともに，スポーツ参加における障壁の調査分析を実施している．

さらに，「文部科学省障害者スポーツ推進タスクフォース」では，2020年東京パラリンピック競技大会の成功や，共生社会の実現などの大会後のレガシー創出のために，障害者スポーツに対する国民

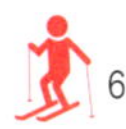

の関心を高めるとともに，社会全体で障害者スポーツの支援に取り組むことが必要であるとの問題意識のもとに，特に，障害者スポーツ団体と民間企業とのマッチングにかかわる取り組みを推進している．

おわりに

スポーツをするというと，スポーツジムで走ったり，泳いだり，筋トレをしたりという印象や，野球やサッカーといった部活で行っていたようなものを連想する場合が多いかもしれないが，目的をもって行う階段上りやウオーキングもスポーツであるという認識を広め，いかにその取り組みを普及させていくかが，今後，重要であると考えている．

以上のとおり，スポーツ庁では関係省庁との連携を図りながら，スポーツを通じた健康増進に積極的に取り組んでいく．

また，政府・地方自治体・産業界，それぞれがもつ強みを生かして，今後とも国民の健康づくりに取り組んでいきたい．

（安達　栄）

（本稿のデータは 2017 年 10 月下旬時点のものです）

6 運動・スポーツにかかわる国・自治体の動き

2 地域における健康長寿社会構築のための戦略

はじめに

わが国では今後10年間で高齢化の加速度的進行（超高齢社会）と人口減がみられることにより，健康状態により生じる多様な問題は，これまで以上に大きな社会的課題となり，国民の安心および経済力の維持という視点からもこの解決策を具体化していくことは重要である．この健康状態に最もインパクトを与えるのは，若年期および中年期からの発症者が多い生活習慣病である．それゆえ，この克服が求められるわけだが，現実には政策的にもうまくいっていないのが実情である．

それに対して，最近都市環境が糖尿病者数の増加に大きな影響を与えていることなどについて，多数のエビデンスが示されている．そこで本稿は，わが国の課題である健康寿命の延伸におけるSmart Wellness Cityとしての都市の役割を論じたい．

1 自治体における課題

多くの人が承知しているように，生活習慣病の克服は，国民が生活習慣において，特に運動と食事をコントロールすることができれば，一定の成果が得られることは科学的に証明されている．しかしながら，多数の取り組みが世界中で試行されているにもかかわらず，うまくいっていないのも現実である．さらに今後，75歳以上，すなわち後期高齢者が増加するわが国では，いかにこの層における虚弱化の速度を減じ，生き生きとした日常を送れるようにするかが重要な課題であるといえよう．

これらの課題を解決するためには，複数の政策の組み合わせが求められるが，中心となる政策群のひとつは，間違いなく予防施策である．たとえばわれわれの研究グループでは，科学的根拠による個別処方を基盤とした運動と食事による健康サービスをICT（情報通信技術）化し，これまで全国の約50自治体に提供してきているが，どの自治体でも一定の生活習慣病の予防効果，および医療費の抑制効果を得ている（見附市では年間1人約10万円）．

しかしながら，このような先進的取り組みを開始している自治体もみられる一方，依然として事業形態が小さく，評価も行わない事業に終始している自治体が多数を占めており，残念ながら大きな政策転換に至っていない．また，多数の国民が実施することを進める一方で，健康づくりに対して無関心な層が成人の約7割にも上ることから，筆者は無関心層を関心層へ変える政策と同時に，“無関心のまま健康にしてしまう政策”が必要であると考えている．このような都合のよい政策があるのか？という問いに対する答えが，「歩いて暮らせるまちづくり」なのである．

2 Smart Wellness City首長研究会の設立

われわれは，歩いて暮らせるまちを実現するためには，自治体の首長自身が，科学的根拠に基づく政策推進の必要性，それを可能とする体制の構築，およびその具体策の推進が重要であることを認識するべきだと捉え，2009年に全国8人の市長とともに「Smart Wellness City首長研究会（SWC）」を筑波大学が事務局を担って発足させた（会長：久住時男・新潟県見附市長）．会そのものを大きくすることを目的とせずに，社会実験などによる成果に基づく発信を大切にし，募集活動は原則行ってこなかった．だが口コミなどで参加首長が増え，現在の参加首長数は35都府県69区市町まで拡大した．

SWCでは，科学的根拠に基づくまちづくりを中核とした総合的健康づくり施策により健康寿命の延長が可能であるとの仮説を立て，これを実現するために，①歩いて生活することを基本とする「まち」，そのためには，まちがコンパクトであり，公共交通がサポートされている「まち」，②高齢者が社会的役割をもてる「まち」，高齢者を一方的に弱者とせずに元気に過ごす期間が自然と長くなる「まち」，③市民の健康・医療情報のデータに基づき的確な健康づくり施策が展開される「まち」，④住民の行動変容を起こすために，健康に関心が薄い層も含めて，対象に適した情報が戦略的に提供され続ける「まち」の構築を目指している．

3　都市圏規模が健康に影響する

われわれは，都市圏規模の影響を受けやすい通勤手段が成人の身体活動量に影響を及ぼすことを明らかにした．さらにその背景として，大都市圏在住者は地方都市圏に比べ公共交通通勤者が多く，自宅からの公共交通機関へのアクセスがよく，運動などができるレクリエーション施設へのアクセスがよく，歩道が整備され，自動車を所有しない人の割合が高いことなどが認められた．

これらの結果は都市圏規模の相違が健康都市の構築に影響し，健康格差を生じさせる一因になっていることを示唆するものである．それゆえ，Smart Wellness Cityをつくるためには，公共交通網の整備は重要なキーワードとなる．

4　Smart Wellness Cityの必要性

全国における多数の地方都市において，車依存の結果中心市街地が寂れて郊外に都市が不規則に広がり，「歩いて暮らせないまちづくり」が依然として進行している．このことは今後において地方都市における財政圧迫の加速をもたらすのみではなく，生活習慣病者を増大させ，医療費の高騰を招くという悪循環に陥っていることを，もう少し強く行政関係者は認識する必要があるであろう（図1）．

今後の「歩いて暮らせるまち」を構築していくための課題は山積みであるが，現状における主要な観点を以下にまとめる．

①全国における多数のまちの構造が，自動車での移動を前提に構築されてしまっている．特に地方ほどその傾向は強く，市街地の商店街の多くは衰退して店舗は撤退しており，生活必需品などについても郊外の大規模店などでしか購入できない状況に陥っている．その結果，高齢者を中心とした買いもの難民が発生している．

②自動車に依存せずに移動を試みたくても，自家用車の普及により公共交通網が衰退しており，現実的には自動車以外の代替交通手段が脆弱な状態にある．一般に公共交通の利用は，自動車利用より明らかに身体活動量が多くなることが示されている．

③住民の多くが自動車利用の便利な生活に慣れてしまっていること，およびその生活スタイルを変更する必要性やメリットを理解していないため，住民の価値観の転換が必要である．

以上の点などが挙げられる．

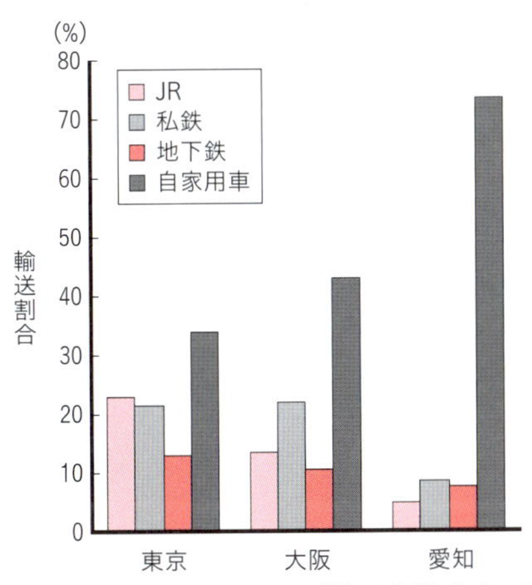

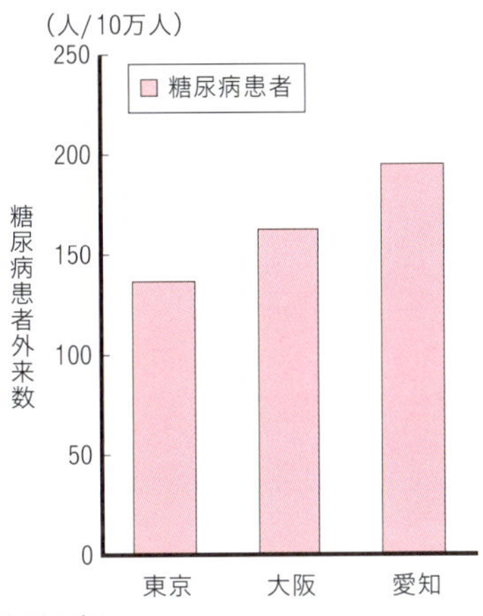

図1　日常の移動手段が糖尿病発症率に影響を及ぼす

(為本浩至：肥満と糖尿病，8：921〜923，2009より)

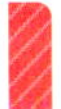

5　ビッグデータ活用による健康政策のPDCAサイクル化

自治体において，政策評価やデータ解析に基づく施策構築がなされていない現状を分析した仮説を前述したが，自治体における現場の現状を見ると，人に対する依存を中核とした進めかたでは，PDCAサイクル化は現実的には不可能であるという結論にわれわれは至った．これを推し進めるためには，現状の質と量を含めた職員力から判断して，自治体が保有しているデータを解析するエンジンも搭載したデータベースを整備することが解であろうと考え開発を行った．また，データベースをそれぞれの自治体がもつことはコスト的に厳しくなること，および各自治体ごとのデータのみでは各自治体の立ち位置が不明であり，他自治体との比較によりそれぞれの立ち位置がはじめて具体化することを考慮して，総合特区の取り組みのなかで，7市（見附市・三条市・新潟市・伊達市・岐阜市・高石市・豊岡市）連携型の「健幸クラウド」を開発した（図2）．このシステムを市町村ごとにフィットした状態で構築するためには，それぞれの実態を捉えたうえでそれを生じさせている原因の解明が必要であるが，現実的にはほとんどの自治体でそうした原因の解明はなされていないのが実情である．

なぜ自治体は評価をしながらPDCAを回さないのか？　これが，長年自治体の健康づくり施策をサポートしてきたわれわれの課題であった．評価をし，原因を特定したうえで対策を講じれば，より成果は得やすいことはだれもが支持することである．しかしながら，これが現実的には行われてきていない原因はどこにあるのか？　これについてわれわれは，これまでの研究成果および自治体との共同プロジェクトにおける経験から，以下の仮説を立てている．

①政策評価をする文化が弱い．

②統計も含めて評価手法のトレーニングが不十分である．

③人事制度が政策効果とほとんど連動していない．

④財政難により職員数が大幅に減少し，既存事業をこなすだけで精いっぱいである．

⑤役所内にてデータの所在が分散されており使い勝手が悪い．

⑥ほとんどのデータベースにはすぐ使える解析エンジンがない．

ここでの特徴として，自治体が保有している国保のみのデータでは，おおよそ30％程度の住民のデータに過ぎず，サラリーマンのデータが含まれない点など，自治体が住民全体の特徴を把握するた

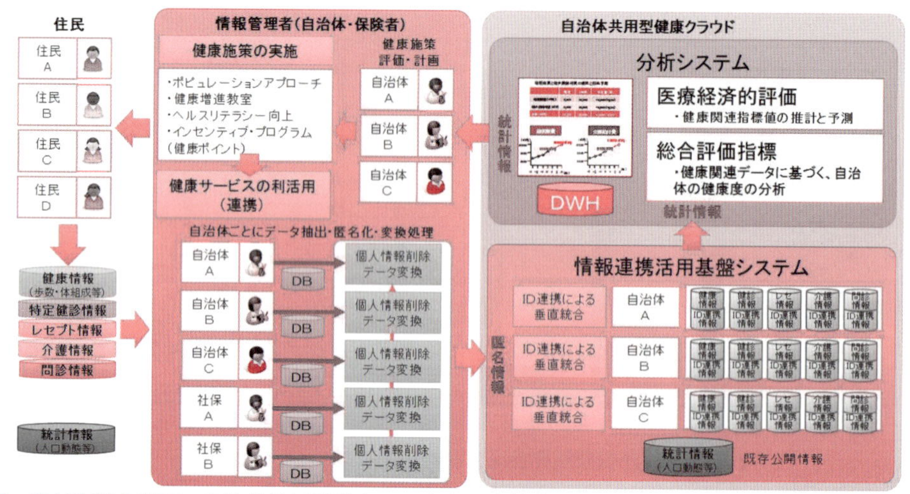

図 2　SWC 総合特区・自治体共用型健幸クラウドの全体像

健幸クラウドは総務省「平成24年度　自治体共用型健康クラウド整備実証実験」により7市連携で構築されたシステムで，自治体が保有する国保と社保の保有する健康・医療情報を連結不可能匿名化後，統合・分析を行い，健康施策に活用している．

（総務省：平成24年度 自治体共用型健康クラウド整備実証実験）

めには不十分である．そのため，本プロジェクトでは国保に加えて，協会けんぽなどのデータを一元化したデータベースを作成した．特に協会けんぽとの一元化により，自治体はおおよそ 7〜8 割の市民データの解析が可能となった．

さらに，この健幸クラウドシステムでは，まちづくり指標や住民のライフスタイル情報もクラウド内に投入し，健康都市の構築に向けた客観指標も得られるよう開発を行っている．その結果，たとえば自動車依存の住民が多い自治体ほど，運動不足であること，あるいはメタボリックシンドローム発症者の割合が高いことを明らかにしている．

今後，生活習慣病の各マーカーと都市環境や住民のライフスタイルとの詳細分析を進めることにより，施策の具体化に向けた重要なヒントを得られる可能性が高いと考えられる．

6　健康づくりにインセンティブ策を導入する意義とは

わが国は，未曽有の超高齢社会が進行中であり，かつ人口減も進行している．加えてその影響を強く受け，社会保障制度の持続が困難に陥りつつある．このままでは保険料や診療時の負担割合の増加による痛みではとどまらず，近未来に公的保険の崩壊という痛みを味わう可能性もゼロとはいえない状況まで追い込まれているのかもしれない．また，現状の医療費における生活習慣病関連金額が 50 %前後を占めることは，国民側のモラルハザードが著しいという側面も無視できない．そのため筆者は，現在の社会保障制度が公助に依存し過ぎている点の改善が必要であると考える立場をとっている．

しかしながら現在の公助の仕組みを大きく変更することは，これを享受してきた多数の国民感情として受け入れられない可能性が強い．現状の制度を大きく変更せずに自助を強めるには，インセンティブを導入するしかほかには手はないと考えられる．このインセンティブの設計を成果のみに求めず，努力と成果に応じた仕組みにすれば，公平性の担保も得られながら，自助しようとする国民を応援することができるのではないかと考えた．それが，平成 26 年度から同 28 年度まで 3 年間にわたって全

「わかっている」のにできないのではなく，「知らない」からできない可能性

表 1　健康づくり無関心層の実態

	必要な運動量未実施(67.5％)				運動実施(32.5％)
	運動実施意思なし(71.0％)(無関心層)		運動実施意思あり(29.0％)		
人数(構成比)	タイプ1 391人(20.4％)	タイプ2 525人(27.4％)	タイプ3 153人(8.0％)	タイプ4 222人(11.7％)	タイプ5 623人(32.5％)
健康的な生活を送るための情報収集・試行	していない	していない	している	している	している
健康診断と病院で健康は維持できる	そう思う(他力志向)	そう思う(他力志向)	思わない	思わない	思わない
精神健康度	悪化傾向	悪化傾向	—	良好	良好
ソーシャルキャピタル	低い	低い	—	—	高い
メタボリスク	あり	なし	あり	なし	—

(平成22年度　総務省地域ICT利活用広域連携事業(有効回答1,914人))

国の 6 市と共同で進めてきた「健幸ポイント大規模実証実験」である．

さらにこれまでのわれわれの研究結果から，健康づくり無関心層が約 7 割存在し，ここへのアプローチが重要であることが示されてきている（表 1）．しかしながら，この多数を占める無関心層の行動変容を起こす社会技術は確立されていない．

1）多数の自治体でインセンティブ制度が実施されているものの効果が薄い原因

われわれの研究グループ（筑波大学・慶應義塾大学・みずほ銀行・みずほ情報総研）は，平成 25 年度において成果の得られるインセンティブ制度を設計するために，SWC 総合特区の自治体，特に新潟県見附市と同県三条市の協力を得てフィジビリティ研究（FS）を実施した．そこでは，①すでに実施している自治体の本制度の成果が小さいことの原因解明，②住民がインセンティブ制度についてどのように捉えているのか，③インセンティブの金額や付与方法の違いが健康づくりの成果に及ぼす影響などについて検討してきた．

まず，多数の自治体で実施されていながら成果が小さい要因として，以下の 5 点を指摘したい．

①どのような制度が，無関心層も含めた住民の健康づくり開始と継続へのインセンティブになるかについてのエビデンス不足．

②どの程度の事業規模であれば医療費や介護保険費の増加抑制および経済活性へのインパクトが得られるのかについてのエビデンス不足．

③ポイントを付与すべき健康プログラムの基準がないため，効果がないものにもポイントが付与されている．

④利用者は住民の一部にとどまっており，しかも健康づくり関心層が中心となっている．

⑤利用者が増加するとポイントの原資が増加するため，参加者拡大にかじを切りにくい状況にある．また原資を自治体だけではなく関連するステークホルダーから集める仕組みが構築されておらず，財政的にみてサステナブルになっていない．

次に住民は，健康づくり実践者を増加させるためのインセンティブ制度に関して，比較的好意的に感じている傾向が示された．特に，原資や運営などにかかわる経費の一部に税金が投入されることに対しても許容傾向が示された．

表 2　健幸ポイントプロジェクトにおけるポイント付与方法

ポイント名称	ポイントの説明	貯まるポイント	
		期間最大	年間最大
入会したよポイント	健幸ポイント制度参加と同時に有料のプログラムに入会した場合にポイント付与(入会時1回のみ)		3,000 pt
がんばってますポイント	基準歩数に比べて一定量の歩数が増加した場合，および推奨される歩数を達成した場合にポイントを付与	800 pt/月	9,600 pt/年
行きましたポイント	指定のプログラムに参加した日数に応じてポイント付与．ただし，月最大10日分の参加までをポイント対象とする	200 pt/月 (20 pt/回)	2,400 pt/年
変わりましたポイント	3カ月ごとのBMIまたは筋肉率が改善した場合，およびそれらの数値が基準範囲内である場合にポイント付与	1,000 pt/3カ月	4,000 pt/年
続けたよポイント	6カ月連続で健幸ポイントの獲得が確認できた場合にポイント付与	500 pt/6カ月	1,000 pt/年
健診受けたよポイント	健康診断のデータにより健診受診が確認できた場合にポイント付与．ただし，対象となる健康診断は毎年度1回のみ	1,000 pt/年	1,000 pt/年
健康になったよポイント	1年ごとの健診データが改善した場合，およびそれらの数値が基準範囲内である場合にポイント付与	3,000 pt/年	3,000 pt/年
合計			24,000 pt/年

（総務省：平成27年度ICT健康モデル(予防)の確立に向けた地方型地域活性化モデルに関する実証の請負成果報告書）

また，インセンティブ金額については，金額が低い B 市の場合は，その後の健康行動に変化を及ぼさなかったのに対し，金額が高い A 市の場合は，よりよい健康行動への変容が認められている．また，A 市の結果では，インセンティブの付与方法に応じて異なる行動変容レベルの結果が得られている．最もよい変化が得られたのは，努力度に応じてポイントが付与される場合であった．一方参加時にその後の努力や結果にかかわらずポイント付与額が決められている確定型は，行動にほとんど変化をもたらさなかった．努力のいかんにかかわらず成果が出た場合のみポイントが付与される成果型は，努力型と成果型の中間の効果に位置づいた．これらの結果よりわれわれは，ポイント付与の方法としては，努力を基本とし，成果の要素も加えたポイント付与方法が望ましいとの結論を得ている．表 2 には，この後に述べる大規模社会実験でわれわれが適用したポイント付与方法を示した．

2）6 市連携健幸ポイントプロジェクト大規模実証実験（図 3）

総務省・文部科学省・厚生労働省・内閣官房などの支援を受けて，福島県伊達市・栃木県大田原市・千葉県浦安市・新潟県見附市・大阪府高石市・岡山県岡山市の 6 市と，筑波大学・慶應義塾大学・みずほ銀行・みずほ情報総研・オムロンヘルスケア・ロイヤルマーケティング・日本 IBM・凸版印刷・コナミスポーツ・セントラルスポーツなどの産官学連携での健幸ポイント大規模実証実験を行った．

この社会実験では，前述した FS 研究の成果を基に仕組みが構築され，6 市で約 1 万人の参加者による社会実験を企図した．仮説としては，①これまでの自治体事業の参加者構成と比較して無関心層の参加割合が高まる，②継続率が高まる，③結果的に医療費の抑制ができる，④地域でポイントが使用されることにより地域経済への寄与がみられるなどを想定したところ，最終的な参加者は 12,000 人にもなり，そのうち 74％は健康づくり無関心層が参加とするという非常によい結果を得ることができた．さらに，そのうち 8 割が 2 年間にわたって継続を達成し，さらに医療費の抑制額は，最終的に 1 人当たり年間約 5 万円という結果が得られた（図 3）．

実は筆者らは，この成果が得られる確信を初年度の福島県伊達市での説明会のときに感じていた．伊達市では，受付 1 時間前から行列ができ，目標人数 1,000 人に対して 1 日で 500 人を超える市民が

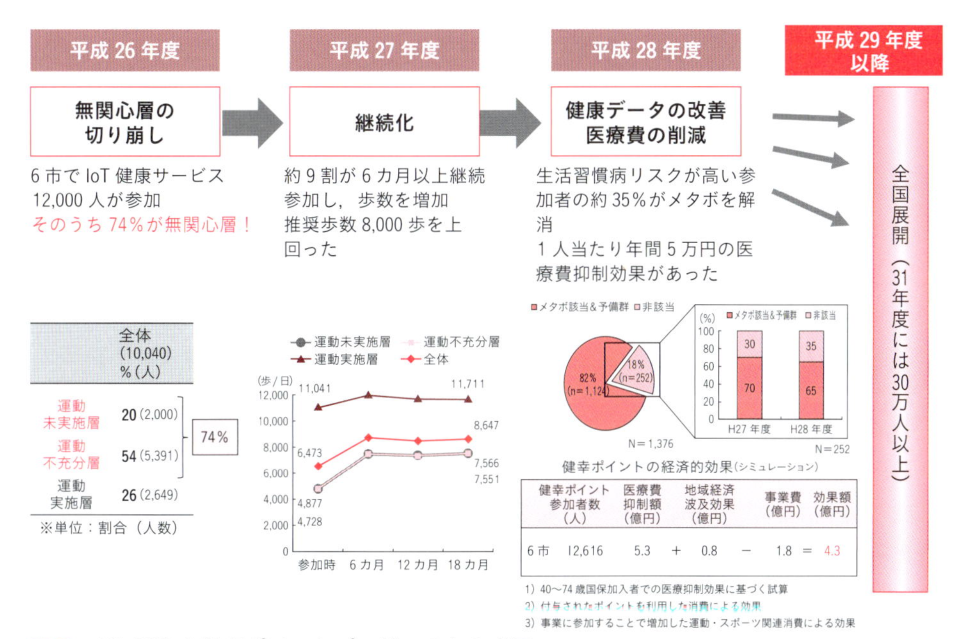

健幸ポイント参加者数（人）	医療費抑制額（億円）		地域経済波及効果（億円）		事業費（億円）		効果額（億円）
6 市 12,616	5.3	+	0.8	−	1.8	=	4.3

1) 40〜74 歳国保加入者での医療抑制効果に基づく試算
2) 付与されたポイントを利用した消費による効果
3) 事業に参加することで増加した運動・スポーツ関連消費による効果

図 3　12,000 人健幸ポイントプロジェクトの成果
（総務省：平成27年度ICT健康モデル（予防）の確立に向けた地方型地域活性化モデルに関する実証の請負成果報告書）

登録を行った．筆者自身も説明会に参加し，何人かの市民の方に話を聞くと，「ポイントが魅力で参加した，今日から歩かなきゃ」という声を多数聞くことができた．また，伊達市の職員からは，「これまでの自治体事業に参加されていない人が多いのが今回の特徴のような気がする」といったコメントも聞かれた．事実，無関心層の割合が高かったことが自治体職員の人々の感覚が正しかったことを裏づけている．

さらに，これら約 12,000 人の参加者が決め手とした情報源として，住民間の口コミが一番高く示されたことは，インセンティブ策が効果的であること，また無関心層も含めた多様な住民に情報を届けるためにはコミュニティー内での情報伝達が有効であることを示唆しており，今後のインセンティブ策の設計のみならず，保健活動の推進においても興味深い知見といえよう．

おわりに

自動車移動を前提としてスプロールした市街地のまま一定規模の人口減が生じると，市街地の衰退および空き家や買いもの難民の増加が起こり，行政はさらに重たい課題をかかえることになる．都市づくりは，お金と時間が必要であることを考えると，どのように効率的に，そして早期にこの課題に取り組むかどうかが，10 年後の自治体経営の困難さを増減するかに強く効いてくるであろう．

また欧州を中心に，歩いて暮らせるまちづくりがすでに進められている事実に対して，わが国でそれが進まない理由もわれわれはよく考える必要があるであろう．

（久野譜也）

7 フィットネスクラブの取り組み

1 事例 a

株式会社カーブスジャパン

1 施設の概略

当施設は現在日本全国に 1,850 店舗ほど展開をしており，通っている会員数はおよそ 84 万人である（店舗数・会員数ともに 2017 年 12 月現在）．女性専用の運動施設であり，会員の年齢構成は，60 歳代が 40％，50 歳代が 23％，70 歳代が 22％と，比較的高い年齢層の人に利用いただいている．提供している運動プログラムはサーキットトレーニングと呼ばれるもので，筋力トレーニング 30 秒と有酸素運動 30 秒を交互に実施し，12 種類の筋力トレーニングを 2 セット行うことで 24 分，最後に柔軟体操を 6 分実施し，全体で 30 分の運動プログラムである．また使用している機器は油圧式のマシンで，負荷をかける運動器具のなかでは特に安全性の高いものを使用している．

店舗スタッフには入店時に 1 カ月の研修を行い，運動生理学や運動サポートなどの知識を習得させる．さらに，3 カ月に 1 度講習を実施し健康知識やサポートの知識を深めている．また全店舗に AED を設置し，スタッフは全員 AED 講習も履修済みである．

多くの研究機関と共同研究を実施しカーブスの運動に関するエビデンスの取得も行っている（表）．国立健康・栄養研究所との研究では，以下の結果が出ている．

1）生活習慣病予防に効果的

運動群では，動脈スティッフネス（−44 mm/s：baPWM）が有意に低下．腹囲（−1.2 cm），収縮期血圧（−4.1 mmHg），空腹時血糖値（−6 mg/dL）が低下の傾向を示した．

2）除脂肪体重を維持しながら，体重・体脂肪量が有意な減少

運動群では，体重（−1.0 kg）・体脂肪量（−1.4 kg：DXA 法）が有意な低下を示した．

注目すべき点として，運動群では体重・体脂肪量の有意な減少を認めながら除脂肪体重を維持した．

3）脚伸展パワーが有意に増加（＋ 33％）

運動群では，脚伸展パワー（＋ 33％）が有意な増加を示し，座位体前屈（＋ 2.2 cm）が増加の傾

表　研究機関との共同研究

テーマ	共同研究機関	概要
メタボリックシンドローム	独立行政法人 国立健康・栄養研究所	本文参照
ロコモティブシンドローム	筑波大学大学院久野研究室	歩行群（1.4％）に比べて大腰筋横断面積（7.1％）が有意に増加
認知症	東北大学加齢医学研究所	（1）実行機能（何かを我慢したり，状況が急に変わってもうまく対応する力）が向上 （2）エピソード記憶（情報を覚えたり，思い出したりする力）が向上 （3）処理速度（限られた時間で多くの作業を行う力）が向上

向を示した．体重をささえる下肢筋力，歩幅をささえる柔軟性の維持は転倒のリスクを軽減するうえで重要な体力要素である．

2　医療機関との連携事例

1）岐阜県での連携事例

岐阜県においては，岐阜大学医学部附属病院や岐阜県総合医療センターなど，多くの医療機関が参加している岐阜県心臓リハビリテーションネットワーク（CR-Gnet）に患者の受け入れ先運動施設として参加し，岐阜県下の店舗において心疾患患者の維持期リハビリテーションの場として当施設を患者に紹介してもらい，体験を通して入会後，運動を実施している．このネットワークは，個々の患者に対して一次予防から二次予防，健康寿命の延長へと連続したトータルケアを提供していく取り組みであり，循環器疾患にかかわる急性期病院や慢性期医療機関，開業医，福祉施設，スポーツクラブに至るまですべての関連機関が連携できるネットワークを構築することを目的としている．当該患者に医療機関にて心肺運動負荷試験（CPX）・運動処方を実施後，医師から生活圏内にあるカーブス店舗を紹介する．

2）群馬県での連携事例

群馬大学医学部附属病院でも岐阜県同様に循環器疾患や生活習慣病患者に対して CPX・運動処方を実施し，医師より近隣カーブス店舗を紹介している．

(1) 高リスク患者

心臓リハビリテーションを実施後，非監視下運動療法可の患者は運動施設へ移行する．

(2) 低リスク患者

CPX・運動処方を行い，心臓リハビリテーションは行わず運動施設へ移行する．

いずれも費用は実費であり，カーブスへ入会するかどうかは患者の意思による．

また全国において店舗出店地近隣のクリニックなどと連携し，医療機関からの紹介をいただく事例も多い．

3　通院中の患者の受け入れ状況

1）岐阜心臓リハビリテーションネットワーク

2017 年 2 月より患者の紹介をスタートし，2017 年 11 月現在 5 人をネットワークより紹介されている．そのうち 4 人が入会し運動を継続中である．来店頻度は 4 人とも順調で，平均すると週に 2.3 回の運動を実施している．

半年以上運動されている人はその後の CPX により運動負荷を更新し，さらに高い運動負荷での運動を継続している．

また，医療機関と運動施設合同での症例勉強会を開催し，ケースごとの対応方法や連携方法のブラッシュアップなどを行っている．

2）群馬大学医学部附属病院

2014 年より連携をスタートし，2017 年 11 月現在 9 人が紹介され，うち 6 人がカーブスに入会し運動を実施している．

患者の受け入れに関しては，正しい運動負荷の情報共有，運動負荷のモニタリング，問題が起こった場合の事前の対応方法の合意，定期的な勉強会開催などによる連携方法の見直しなどが非常に重要になってくると思われる．

4　具体的な運動指導の実際

1）初回来店時

最初の来店の際に，医師からの運動処方より運動負荷（主に心拍数）を確認している．またいままでの運動履歴や手術などによる痛みの有無，その他関節痛の有無など運動にかかわる情報をヒアリングし，今後の運動に向けてのカウンセリングを実施する．

2）運動負荷の管理方法

当施設のプログラムでは，8 分間に 1 回心拍数を確認する時間が設定されているので，その計測された心拍数により運動負荷を管理する．患者自身が計測を実施し，設定された心拍数の範囲内であるか確認し，その心拍数に応じてその後の運動負荷を更新し運動する．

3）運動実施時

運動開始前には店舗に設置してある血圧計で血圧測定を行い，適正範囲内かどうかの確認，当日の体調を確認し運動可能かどうかを判断する．また前述のとおり，運動中に運動負荷を確認し負荷を調整する．

4）痛みがある場合の対応

手術歴や，もともとの痛みが存在する場合には，その部位の痛みを確認し，対応する筋トレ機器の負荷を抑えたり，その部位の筋トレを省略したり，個人に合わせて対応している．

5）医療機関との情報共有

患者に異常が発生した場合には，担当の医療機関と連絡をとり，その都度対応を協議し指導方法の見直しを実施する．また医療機関受診の際に CPX により運動処方が更新された場合には，都度運動指導に反映する．

（齋藤　光）

7 フィットネスクラブの取り組み

2 事例 b

セントラルスポーツ株式会社

1 施設の概略

当社は現在，全国主要都市を中心に 214 施設を運営しており，約 43 万人の会員を有している（うち成人フィットネス会員は 56%）．成人フィットネス会員の平均年齢は，52.2 歳（女性 53.7 歳，男性 50.6 歳）であるが，その年齢構成は近年大きく変化している．2000 年当時，60 歳以上の会員は 1 割に満たなかったが，現在では約 4 割弱を占めるに至っている．当社の運営するフィットネスクラブでは，ほとんどすべての施設で遊泳用プール，エアロビックダンスなどのレッスン用スタジオおよびトレーニングジムを有している．トレーニングジムには有酸素系マシン（フィットネスバイク，トレッドミルなど），ウエートトレーニングマシン（1～2 ライン）に加えてフリーウエートおよびその専用スペースも用意されており，初心者から上級者までさまざまな体力・技能レベルの利用者に対応できるものとなっている．スタッフの総数は，1,170 人（2018 年 3 月末）である．当社には，運動プログラム開発および運動指導者研修を専門に行うセクションがあり，新入社員を含むすべての社員を対象としたキャリア研修およびインストラクターを対象とした各種プログラムに関する知識および実技研修を実施している．また，同時にスタジオおよびプールにおける各種オリジナル運動プログラム実施資格制度（36 資格，のべ 9,026 人）を運用することでスタッフの質の維持・向上に努めている．

2 医療機関との連携

現在，運動型健康増進施設および医療法第 42 条施設についての取り組みについては特に行っていないが，2014 年 12 月より国立千葉大学医学部附属病院と，そして 2015 年 7 月より学校法人順天堂・順天堂医院と全社規模で包括連携協定を締結している．一例として，千葉大学医学部附属病院入院患者（主治医により，運動をすることで改善効果が期待できると認められた糖尿病患者）を対象とした病院内での当社運動指導員による集団運動教室の実施および，フィットネスクラブにおける同関連病院通院患者を対象とした集団指導型特別設定コース（全 10 回）を実施している．また，順天堂医院内健康スポーツ室で行われている「健康教室」では，当社社内資格をもつパーソナルトレーナーが担当医師の指導のもと「運動プログラム」の個別および集団運動部分を担当している．

3 具体的な運動指導の実際

一般にフィットネスクラブ利用者は，個人ごとそれぞれトレーニングメニューに沿った運動を行っている．それらのメニューについては，利用者の目標に基づいて個々が選んで実施している．しかし，医療機関入院および通院中患者においては，個々の状況について医師の治療方針に合致した運動内容を実施することが目標となる．したがって，運動の効果を十分に得るための強度，時間および頻度の設定および実施状況の把握が重要な要素となる．そこでわれわれは，運動強度の確認のための指標と

表　運動プログラムの構成例

<table>
<tr><td colspan="5">医師によるメディカルチェック（個別）</td></tr>
<tr><td colspan="5">担当トレーナーによる集団カウンセリング</td></tr>
<tr><td rowspan="12">運動プログラム</td><td>W-up I</td><td>スタティックストレッチ</td><td>5分</td><td>通常実施している内容</td></tr>
<tr><td>W-up II</td><td>ダイナミックストレッチ
コアエクササイズ</td><td>5分</td><td>動作を伴うストレッチ
安定性を高める軽運動</td></tr>
<tr><td>有酸素パート</td><td>椅子体操または簡単エアロビクス</td><td>10分</td><td></td></tr>
<tr><td>（小休止）</td><td>（体調チェック）</td><td>5分</td><td></td></tr>
<tr><td rowspan="7">メインパート</td><td>以下のいずれかを実施</td><td rowspan="7">10分</td><td rowspan="7">毎回，骨盤帯〜体幹関連筋群へのアプローチを必ず実施</td></tr>
<tr><td>1．足腰体操</td></tr>
<tr><td>2．ウオーキング体操</td></tr>
<tr><td>3．コアトレーニング</td></tr>
<tr><td>4．姿勢改善</td></tr>
<tr><td>5．全身筋力トレーニング</td></tr>
<tr><td>6．健康チャイナ体操</td></tr>
<tr><td>C-down</td><td>スタティックストレッチ</td><td>5分</td><td></td></tr>
<tr><td colspan="5">担当トレーナーによる集団カウンセリング</td></tr>
<tr><td colspan="5">医師によるメディカルチェック（個別）</td></tr>
</table>

W-up：ウオーミングアップ
C-down：クールダウン

して有酸素運動についてはBorgの自覚的運動強度を用い通常50〜60％HRmax，70％HRmaxを上限として実施している（参加者の状況によって随時調整）．筋力トレーニングでは，初期（コンディショニング期）には自覚強度「ややきつい」を上限とし，コンディショニング期（1〜3カ月を目安）を経た参加者については，1RMの60％の強度で10回を基本とし漸増的に行うことを原則としている．しかし，医療機関通院中の参加者は低体力であることが想定されるため，実施には個人の体調に配慮し十分にウオーミングアップしたうえでメインの運動を行うこととしている．運動プログラムの基本構成は，①血圧・体調チェック，②ウオーミングアップ，③主運動（筋力・有酸素能・柔軟性・機能性の向上），④クールダウンとなっている（表）．

おわりに

医療機関にとって民間フィットネス施設との連携は，利便性の高い立地や最新の運動施設・設備，入浴施設やリラクセーション関連施設のようなフィットネスクラブのもつ特色によって，参加者が単調なトレーニングに耐え効果を享受するまで運動を継続できる可能性につながる．一方，民間フィットネス施設にとって医療機関との連携を充実することは，事業の信頼性の向上につながるばかりでなく，的確な運動指導の必要性から指導者の知識技能レベルの向上といった質の向上につながることが期待される．今後は，疾病予防および健康づくりに役立つ事例を増やす取り組みが，ますます必要になると考えられる．

（國井　実）

Index 索引

あ

い

う

え

か

き

く

け

こ

さ

し

す

Index

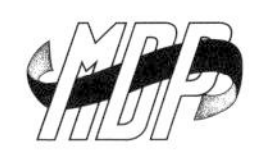

プラクティス・セレクション　5
今度こそできる！糖尿病運動療法
サイエンス＆プラクティス　ISBN978-4-263-23654-3

2018年5月25日　第1版第1刷発行
2019年7月10日　第1版第2刷発行

企　画『プラクティス』
編集委員会
編著者　田　村　好　史
発行者　白　石　泰　夫
発行所　医歯薬出版株式会社
〒113-8612　東京都文京区本駒込1-7-10
TEL.（03）5395-7617（編集）・7616（販売）
FAX.（03）5395-7609（編集）・8563（販売）
https://www.ishiyaku.co.jp/
郵便振替番号 00190-5-13816

乱丁，落丁の際はお取り替えいたします　印刷・あづま堂印刷／製本・明光社